肾脏病一体化管理科普丛书

总主审·梅长林
总主编·陈 静 毛志国 徐正梅

腹膜透析 100 问

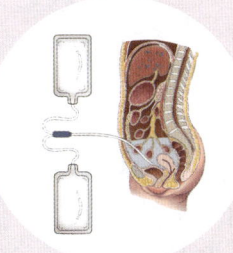

主编·邢小红 陈静 毛志国

上海科学技术出版社

图书在版编目（CIP）数据

腹膜透析100问 / 邢小红，陈静，毛志国主编. -- 上海 : 上海科学技术出版社，2025. 1. -- （肾脏病一体化管理科普丛书）. -- ISBN 978-7-5478-6833-1

Ⅰ. R459.5-44

中国国家版本馆CIP数据核字第20240FG811号

腹膜透析 100 问
主编　邢小红　陈　静　毛志国

上海世纪出版(集团)有限公司
上 海 科 学 技 术 出 版 社 出版、发行
(上海市闵行区号景路 159 弄 A 座 9F-10F)
邮政编码 201101　　www.sstp.cn
江阴金马印刷有限公司印刷
开本 889×1194　1/32　印张 4.875
字数：112 千字
2025 年 1 月第 1 版　2025 年 1 月第 1 次印刷
ISBN 978-7-5478-6833-1/R·3112
定价：48.00 元

本书如有缺页、错装或坏损等严重质量问题，请向印刷厂联系调换

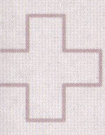
内 容 提 要
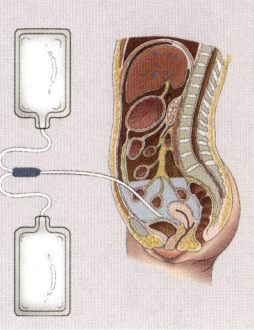

"肾脏病一体化管理科普丛书"由海军军医大学第二附属医院(上海长征医院)肾内科医护人员组织编写,旨在为肾脏病患者提供相关科普知识,本书为其中一个分册。全书通过100个精选的腹膜透析关键问题,介绍了腹膜透析的基础知识、置管的围手术期管理、相关操作、检查和化验、并发症,以及腹膜透析患者的随访和自我管理等知识。

本书内容科学、严谨,语言通俗易懂,图文并茂,趣味性和可读性强,可为腹膜透析患者及家属提供参考。

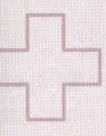
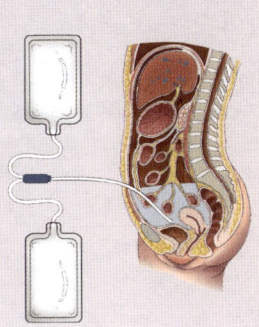

编者名单

总主审 梅长林

总主编 陈 静　毛志国　徐正梅

主　编 邢小红　陈 静　毛志国

副主编 李 林　章海芬　周 清　汪海燕　宫婵娟

编　委（按姓氏笔画排序）

王 钦　王丽雅　王莉莉　毛志国　邢小红　刘玲玲
汤晓静　孙丽君　李 林　汪海燕　张三利　张春燕
张毅勤　陆云晖　陈 静　陈娟娟　邰宏琴　周 清
胡 坤　俞 洁　施敏敏　宫婵娟　顾爱萍　徐 婷
黄佳颖　黄蔚萍　接艳青　章海芬　储明子　潘晓红

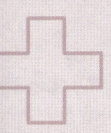

丛书序

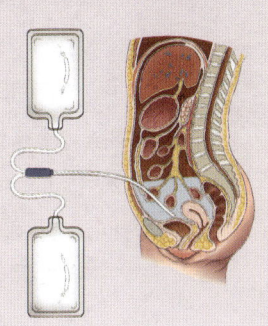

在国家积极推动科学普及与科技创新协同发展的今天，努力提高民众医学知识和健康素养是医务工作者责无旁贷的任务。依靠专家团队，夯实科普根基，帮助民众和患者甄别虚假信息，正确面对疾病，形成良性医患沟通，才能更好地帮助患者走向健康生活。

在生命的长河中，肾脏是一对默默无闻却又至关重要的器官，如同两条涓涓溪流，日夜兼程地净化着我们的血液，维系着体内环境的稳定和谐，他们不仅是身体排毒的"勇士"，更是维系水电解质平衡、调节血压、纠正贫血的"幕后英雄"。随着社会老龄化、工作节奏加快和紧张、不良生活习惯及慢性病增加，肾脏疾病发病率不断升高。慢性肾脏病从最初的无症状进展到终末期肾衰竭，可能要经历数十年，可能终身相随。先进的医疗水平和透析技术大大提高了肾脏病患者的生存率和生活质量。在这与肾脏病共存的数十年中，患者面临的问题要多于医护人员。因此，为肾脏病患者及其家属提供切实有用且科学严谨的知识成为迫切之需。

上海长征医院在近几十年的临床教学和科研工作中，积累了大量的病例，在"云上长征"这个科普平台积累了众多科普经验，为数以千计的终末期肾病患者答疑解惑。为了更好地帮助患者了解疾病，掌握防治知识，提高生活质量，医护团队精心编撰了"肾脏病一体化管理科普丛书"。该丛书通俗易懂，查阅方便，从肾脏病、血液透析、腹膜透析和肾移植等不同方面，解答患者面临的问题。

该丛书的完成凝聚了上海长征医院和全国众多医护专家的智慧和经验。专家们在繁忙工作之余,挤出时间,不辞辛劳,笔耕不辍,为民众奉献了一套难得的肾脏病科普读物。在此,我向参加该丛书编写的同道们表示诚挚的谢意。

一卷在手,收益良多。希望广大读者喜欢该丛书。

梅长林

上海长征医院终身教授

2024 年 9 月

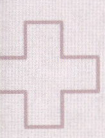
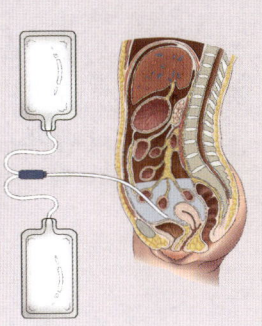

丛 书 前 言

近年来,慢性肾脏病以其高达10.8%的患病率,成为仅次于心脑血管病和糖尿病的影响人类健康的重要慢性疾病。慢性肾脏病起病隐匿,常常被称为"沉默的杀手",早期识别、干预和规范治疗,能够延缓疾病进展、保护肾功能、减少并发症的发生。当慢性肾脏病最终进展至终末期,则需要通过透析治疗或肾移植来替代受损的肾脏,这严重影响了患者及其家属的生活质量,且对家庭和社会带来巨大的经济负担。为有效应对这一挑战,积极回应"医学科学高质量发展"的时代需求,我们推出"肾脏病一体化管理科普丛书"。该丛书共四册,分别为《肾脏病100问》《血液透析100问》《腹膜透析100问》及《肾移植100问》,通过问答形式,用通俗易懂的语言,系统地介绍肾脏病的相关知识,以帮助民众更好地理解和应对肾脏健康问题。

本丛书在内容设计上注重实用性和科学性,旨在通过深入浅出地解读,让读者轻松获取准确、全面的肾脏病信息,为"共建共享、全民健康"的健康中国建设添砖加瓦。丛书覆盖了肾脏病的基础知识、临床表现、诊断、治疗等内容,详细介绍了血液透析、腹膜透析、肾移植,为肾脏病患者及其家属提供了全面的指导。我们希望通过本丛书的出版,进一步提升民众对肾脏健康的重视程度和认知水平,力求做到肾脏病的早期预防、早期诊断和早期治疗,为减少肾脏病的发生和降低其带来的危害贡献一份绵薄之力。

最后,感谢所有编者和出版人员,也感谢所有关注和支持本丛书的读者。由于编者水平的限制，书中难免存在疏漏和待完善之处。因此，真诚地邀请医学界专家及广大读者提出宝贵意见和建议，以便我们不断改进和完善。

陈　静　毛志国　徐正梅

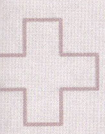
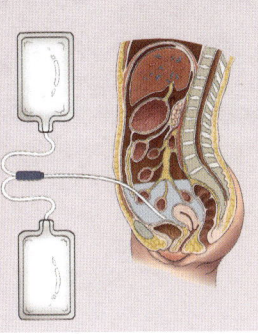

本书前言

腹膜透析作为一种重要的肾脏替代治疗方式,为众多终末期肾脏病患者延续了生命并提高了生活质量。它因居家治疗的便捷性和能保护残余肾功能等优势,逐渐成为终末期肾脏病患者的优选。

腹膜透析是一项复杂且精细的治疗,主要由患者及其照护者在居家环境下完成。在长期治疗过程中,患者和照护者会遇到诸多疑惑与不安。为解决患者和照护者的困惑,帮助其建立积极向上的心态,笔者特编写《腹膜透析100问》。该书精心筛选腹膜透析相关的100个常见问题,涵盖腹膜透析基础知识、操作技巧、营养管理、并发症处理、心理调适及生活指导等多个方面,并邀请腹膜透析领域的资深专家和学者,基于其丰富的临床经验和专业知识,对每一个问题进行准确、易懂的解答。书中不仅包含了实用的自我管理技巧,还注重传递科学的治疗理念和积极的生活态度,旨在帮助患者及其照护者更好地应对治疗过程中的各种挑战,同时提供各种居家困难的解决方案。

由于笔者水平有限,书中可能存在诸多不足,真诚地希望广大读者批评和指正,以便再版时修订。

主　编

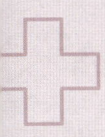
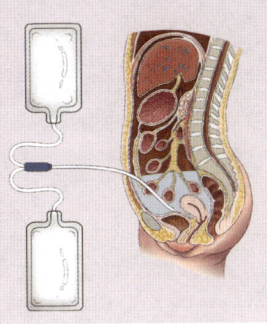

目 录

基础知识

1. 什么是腹膜透析? ······001
2. 腹膜透析有哪些优势? ······003
3. 哪些人适合做腹膜透析? ······004
4. 哪些人不适合做腹膜透析? ······005
5. 如何选择腹膜透析液? ······006
6. 如何评估腹膜特性? ······009
7. 如何保护腹膜功能? ······010
8. 什么是超滤?每天超滤多少量合适? ······011
9. 什么是透析充分性? ······012
10. 透析不充分怎么办? ······013
11. 什么情况下需要终止腹膜透析治疗? ······014

腹膜透析置管围手术期

12. 腹膜透析导管不同置入方式的优缺点有哪些? ······017
13. 术前需要注意什么? ······018
14. 术后需要注意什么? ······019
15. 为什么术后总感觉想上厕所? ······020

16. 什么时候可开始腹膜透析治疗？……021

腹膜透析治疗方式

17. 腹膜透析有哪些治疗方式？……023
18. 什么是持续非卧床腹膜透析？……024
19. 什么是日间非卧床腹膜透析？……025
20. 什么是间歇性腹膜透析？……025
21. 什么是自动化腹膜透析？……026

腹膜透析操作

22. 新置管患者居家腹膜透析治疗前需要接受哪些培训？……029
23. 居家腹膜透析需要准备哪些物品？……030
24. 如何做好环境清洁与消毒？……032
25. 如何做好手卫生？……032
26. 腹膜透析液加热需要注意什么？……034
27. 如何进行腹膜透析换液操作？……035
28. 腹膜透析换液过程需要注意什么？……039
29. 操作过程中发生连接系统污染怎么办？……040
30. 如何观察与处理腹膜透析废液？……041
31. 出口处护理流程及注意事项有哪些？……043
32. 出口处需要一直贴贴膜吗？……044
33. 腹膜透析液加药操作需要注意什么？……045

检查和化验

34. 腹膜透析患者需要定期关注哪些检查、化验指标？……047

35. 腹膜透析患者留取标本时需要注意什么？ 048
36. 腹膜透析后为什么肌酐还是高？ 049
37. 血钾异常该怎么办？ 050
38. 贫血怎么纠正？ 051
39. 贫血患者为什么要补铁？ 053
40. 低蛋白血症如何纠正？ 053
41. 如何发现钙磷代谢紊乱？ 054
42. 做检查时可以使用造影剂吗？ 055
43. 钛接头会对影像学检查有影响吗？ 056
44. 胃肠镜、宫腔镜检查及口腔治疗时需要注意什么？ 057

腹膜透析常见并发症

45. 腹膜透析常见的并发症有哪些？ 059
46. 什么是腹膜透析相关性腹膜炎？ 062
47. 如何避免发生腹膜炎？ 063
48. 发生腹膜炎怎么办？ 064
49. 出现透出液浑浊一定是腹膜炎吗？ 065
50. 什么是导管相关感染？ 066
51. 什么是导管功能障碍？ 067
52. 什么是容量过多？ 068
53. 腹膜透析超滤不好怎么办？ 069
54. 发生腹膜透析液渗漏怎么办？ 070
55. 引流液变红了怎么办？ 071
56. 出现腹壁疝还能做腹膜透析吗？ 072
57. 为什么血磷会升高？ 073
58. 高磷血症怎么治疗？ 078
59. 皮肤瘙痒怎么办？ 079

随访和自我管理

60. 腹膜透析患者如何安排日常生活？ 082
61. 居家腹膜透析治疗如何做好自我管理？ 083
62. 如何做好每日腹膜透析记录？ 084
63. 如何做好腹膜透析相关物品管理？ 085
64. 如何订购和储存腹膜透析液，需要注意什么？ 086
65. 腹膜透析患者可以洗澡吗？ 087
66. 常用药物及注意事项有哪些？ 088
67. 居家腹膜透析期间出现哪些情况需要立即就医？ 089
68. 自动化腹膜透析治疗有哪些注意事项？ 091
69. 自动化腹膜透析机报警有哪些情况？ 092
70. 自动化腹膜透析机发生紧急情况如何处置？ 093
71. 自动化腹膜透析机如何远程监控患者居家治疗情况？ 094

特殊人群腹膜透析

72. 儿童采用腹膜透析有哪些优势？ 097
73. 儿童腹膜透析需要注意什么？ 098
74. 腹膜透析儿童患者，营养发育管理方面需注意什么？ 099
75. 老年患者采用腹膜透析有哪些优势？ 103
76. 老年患者腹膜透析需要注意什么？ 103
77. 多囊肾病患者可以做腹膜透析吗？ 105
78. 多囊肾病患者腹膜透析要注意什么？ 105
79. 糖尿病肾病患者腹膜透析要注意什么？ 106
80. 肝硬化患者可以腹膜透析吗？ 107

饮食与运动

81. 腹膜透析患者饮食需要注意什么? 109
82. 腹膜透析患者营养不良的危害有哪些? 111
83. 腹膜透析患者如何做好饮食记录? 112
84. 如何估算蛋白摄入量? 114
85. 腹膜透析患者如何控制水分? 115
86. 腹膜透析患者出入量如何计算? 116
87. 血磷高的患者饮食需要注意什么? 118
88. 尿酸高的患者饮食需要注意什么? 119
89. 便秘与腹泻对腹膜透析有什么影响? 120
90. 腹膜透析患者如何科学运动? 121
91. 腹膜透析患者可以游泳吗? 122

生活管理

92. 腹膜透析治疗费用高吗? 125
93. 做腹膜透析可以活多少年? 126
94. 腹膜透析患者可以工作或上学吗? 127
95. 腹膜透析对性生活、生育有影响吗? 128
96. 腹膜透析患者可以旅游吗? 128
97. 腹膜透析患者可以做肾移植吗? 130
98. 肾移植后生活质量会改善吗? 131
99. 腹膜透析患者如何进行心理调适? 131
100. 家属如何关心照护腹膜透析患者? 133

参考文献 135

基础知识

慢性肾脏病发展到终末阶段,即所谓的"尿毒症"阶段时,患者自身的肾脏已经不能满足需求,需要肾脏替代治疗来维持生命。肾脏替代治疗就是用以代替肾脏的排水、排毒等功能的治疗方法,包括血液透析(简称"血透")、腹膜透析(简称"腹透")和肾脏移植三种不同的治疗方式。而腹膜透析作为其中一种有效、成熟的肾脏替代治疗手段,具有保护残余肾功能、能居家操作、简单方便等优势,目前越来越受到慢性肾衰竭患者的信赖。

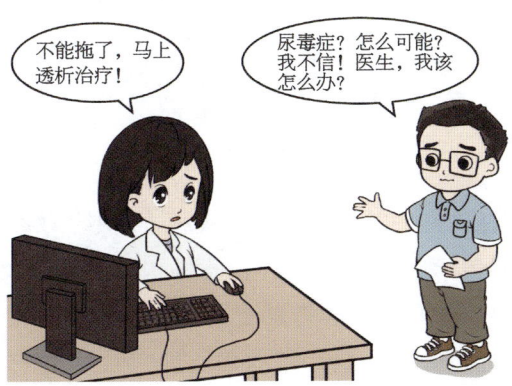

1. 什么是腹膜透析?

腹膜透析是一种广泛应用的肾脏替代疗法,利用人体的腹膜作为透析膜清除体内的代谢产物和过多水分，同时纠正电解质、酸碱平衡紊乱，达到肾脏替代治疗的目的。腹膜透析可由患者或照护者在家进行治疗，因此，也被称为"居家透析"。

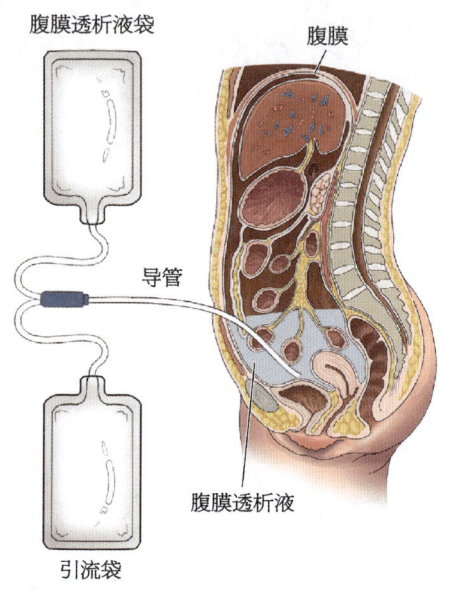

▲ 腹膜透析

人体内存在天然的"透析膜"——腹膜，面积约为 $2.2\,m^2$，与人体表面积近似，覆盖于腹腔、盆腔及内脏表面，形成一个"囊袋"。腹膜这层半透膜，可以像筛子一样将血液里多余的水分和代谢产物（如肌酐、尿素氮等）通过弥散、对流、超滤等原理"筛选"出来，让它们跟随腹膜透析废液排出体外。

腹膜透析前需要先建立腹膜透析治疗的"生命线"，由医生在患者腹膜"囊袋"内放入一根柔韧的腹膜透析管，腹膜透析管末端位于盆腔的底部，这样就可以利用重力和虹吸作用通过腹膜透析管将腹膜透析液灌入或引流出腹腔。平时腹膜透析管用腰带固定在腰间，不易被看到。

▲ 注入及引流过程

2. 腹膜透析有哪些优势？

肾脏替代治疗中，血液透析和腹膜透析就像姊妹俩，在选择最佳治疗方案的时候，经常拿这两种方式作对比。与血液透析相比，腹膜透析的独特优势如下。

• **没有透析不适感**　腹膜透析是利用自身腹膜的弥散和超滤等来帮助患者排出毒素和水分，相对于血液透析而言，透析过程相对缓和，身体反应小，没有透析后疲乏、脱水等不适感。

• **没有穿刺痛苦**　血液透析大部分常规是一周3次透析，每次血液透析都需要用两根粗针穿刺血管建立体外循环，每年约穿刺150多针。而腹膜透析患者每次治疗不需要穿刺血管，避免了反复穿刺的痛苦。

• **对心血管影响小**　腹膜透析患者每日都在均匀透析，透析平稳，超滤缓慢，对心血管的影响更小，降低了心脑血管并发症的发生率。

- **保护残余肾功能** 腹膜透析由于超滤平稳,不会短时间脱水太多,更易于保护残余肾功能,也就是说可以更好地保存患者的尿量,有利于减少并发症。所以刚开始透析、有尿的患者更适合首选腹膜透析治疗。
- **避免血源性传染病** 相比于血液透析,腹膜透析治疗不接触血液,不容易感染乙肝、梅毒、艾滋病等血源性传染病。
- **有利于肾移植** 由于更好地保护了残余肾功能、对心血管影响小,腹膜透析患者肾移植的风险相比血液透析患者略低,移植成活率和术后恢复较好。
- **有利于患者回归社会** 腹膜透析是一种居家治疗,可以相对自主调整透析时间,自动化腹膜透析治疗可以安排在睡眠时间,让患者更好地安排工作、学习和生活,有利于回归社会。
- **其他** 腹膜透析是居家治疗,在特殊情况下(如新型冠状病毒疫情期间)不用频繁往返医院,避免交叉感染,体现了良好优势。

3. 哪些人适合做腹膜透析?

绝大多数终末期肾病患者在没有绝对禁忌证的情况下,都可以选择腹膜透析治疗,而以下人群优先推荐腹膜透析。

- **凝血功能障碍者** 血液透析为避免血液在体外循环中凝血,需要使用抗凝剂。因此对有明显出血或出血倾向的患者,如存在脑出血、消化道出血、血小板减少等情况,腹膜透析更适合,因为腹膜透析治疗不需要使用抗凝剂,不会加重出血。
- **血透通路建立及维护困难者** 血液透析治疗需要建立血管通路,这条血管通路被称为血液透析患者的"生命线"。而对于血管条件不好,如糖尿病、高血压患者或者自身血管细、血压低的患者,往往血管通路无法建立或后期治疗中流量不佳,这部分患者更适合做腹膜透析。

• **心血管功能差者**　血液透析体外循环时,血流动力学改变及血压波动大,会增加心脏负担,严重者可引起心力衰竭、心律失常,因此心功能差的患者更适合做腹膜透析。

• **到医院不方便者**　透析是一个长期治疗的过程,大部分血液透析患者需要接受每周 3 次、每次 4 小时的门诊血液透析治疗,每次需要往返医院,如果交通不便,会给患者及家庭增加很多额外负担;而腹膜透析居家治疗,无需频繁往返医院,尤其适合无血液透析条件的偏远地区的人员、儿童、老年、行动不便的患者,以及需要白天工作、上学的患者。

• **残余肾功能较好者**　血液透析需要在 4 小时内将 2 天蓄积在体内的毒素及多余水分排出体外,血流动力学相对较大,患者尿量逐渐减少,到最终无尿的时间明显较腹膜透析短。所以,诊断为尿毒症,但尿量较多的患者,建议首选腹膜透析,以保护残存的肾功能。

• **有肾移植意向者**　选择腹膜透析,移植肾成活率和术后恢复可能更佳。

综上所述,有残余肾功能、有出血性疾病、有血管通路问题、到医院不方便、需要工作或学习、计划后期肾移植的患者都可以首选腹膜透析。

4. 哪些人不适合做腹膜透析?

虽然腹膜透析有很多优势,一般"首选"做腹膜透析,但也不能一概而论,需要结合患者自身情况。以下几种情况推荐血液透析。

• **腹腔粘连**　腹膜是腹膜透析治疗的基础,腹腔接受过大型手术的患者,可能有腹腔内粘连、腹膜面积或功能下降。腹腔粘连可能出现腹膜透析置管困难或腹膜有效面积减少、透析不充分等情况。

• **严重肺部疾病** 严重慢性阻塞性肺气肿、肺源性心脏病等情况下,如腹腔灌入2L腹膜透析液将使膈肌上抬,导致胸腔容量减少,令患者胸闷不适。

• **腹部皮肤异常** 如患者有严重的皮肤病、腹壁广泛感染或腹部大面积烧伤,可能影响腹膜透析导管出口周围皮肤,导致后期出口护理面临较多困难。

• **无法修补的腹壁情况** 腹膜透析液灌入腹腔后患者腹内压增加,可能导致或加重患者原有的腹股沟疝、脐疝,或者液体漏入胸腔、阴囊等处,如外科无法修补,将导致腹膜透析治疗暂停或终止。

• **有相对禁忌证** 如腹腔有肿瘤、腹腔局限性炎症、不合作者或自我管理能力差者。腹膜透析是一种居家治疗,由患者独立在家完成,如果患者个人及环境卫生差、不能按照医务人员要求做、个人动手能力差、家庭支持不足,会导致后期并发症比较多,选择治疗方式时需要充分考虑。

5. 如何选择腹膜透析液?

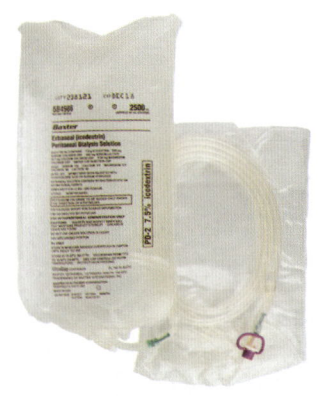

▲ 腹膜透析液

腹膜透析液需要灌入腹腔才能达到治疗目的,但是腹膜长期浸泡在腹膜透析液中,可能会出现纤维化,排毒作用减弱。理想的腹膜透析液既能达到透析目的,又尽量减少对腹膜的损伤。目前,国内以传统的葡萄糖腹膜透析液为主,其他新型腹膜透析液也逐步在临床推广应用,如艾考糊精腹膜透析液、中性腹膜透析液和氨基酸腹膜透析液。

• **葡萄糖腹膜透析液** 葡萄糖腹膜透析液是目前使用最广泛的腹膜透析液,成分如下表。

葡萄糖腹透液组成成分

种类	$[Na^+]$ (mmol/L)	$[Cl^-]$ (mmol/L)	$[Ca^{2+}]$ (mmol/L)	$[Mg^{2+}]$ (mmol/L)	乳酸盐浓度 (mmol/L)	pH	渗透压理论值 (mOsm/L)	葡萄糖降解产物
葡萄糖浓度1.5%	132	95 或 96	1.24 或 1.77	0.25	40	4.5~6.5	344~346	+
葡萄糖浓度2.5%	132	95 或 96	1.24 或 1.77	0.25	40	4.5~6.5	395~396	++
葡萄糖浓度4.25%	132	95 或 96	1.24 或 1.77	0.25	40	4.5~6.5	483	+++

(1) 根据腹膜透析液葡萄糖浓度分为1.5%腹膜透析液、2.5%腹膜透析液、4.25%腹膜透析液。葡萄糖浓度越高,渗透压越高,脱水能力越强,但对腹膜的损伤也越大。

1) 1.5%腹膜透析液:透析起始,一般先使用1.5%腹膜透析液,对腹膜相对温和、损伤小。

2) 2.5%腹膜透析液:超滤能力强于1.5%腹膜透析液,主要适用于晚上留腹后负超较多的患者、需要加强超滤的患者或做腹膜转运功能评估的患者等。

3) 4.25%腹膜透析液:是现有葡萄糖腹膜透析液中浓度最高的一种,主要适用于严重水肿、急性肺水肿、诊断为腹膜超滤衰竭等患者。如果长期使用,可能会引起脱水、血糖增高、残余肾功能丢失等并发症,临床较少使用。

(2) 根据腹膜透析液钙含量分为普钙腹膜透析液(钙1.77 mmol/L)

和低钙腹膜透析液（钙 1.24 mmol/L）。由于临床上含钙的磷结合剂（碳酸钙或醋酸钙）及活性维生素 D 的广泛应用使患者高钙血症的发生率逐渐增多，故临床上低钙腹膜透析液的使用越来越广泛。但对于低钙的人群，建议使用普钙腹膜透析液。

（3）根据腹膜透析液容量分为 2 L 腹膜透析液和 5 L 腹膜透析液。2 L 腹膜透析液一般用于手工腹膜透析操作治疗，5 L 腹膜透析液用于自动化腹膜透析治疗。

• 艾考糊精腹膜透析液 以 7.5% 艾考糊精为渗透剂，通过胶体渗透压发挥超滤作用，建议每日 1 次，用于长留腹，尤其适用于容量过多及患有糖尿病的腹膜透析患者。优点：①可减少患者葡萄糖暴露及腹膜损伤，改善糖代谢；②延缓腹膜功能衰竭；③增加超滤量、减轻水肿。

注意事项：①糖尿病患者从葡萄糖腹膜透析液转为艾考糊精腹膜透析液时，需要调整胰岛素用量；②存在导管功能障碍者不宜使用；③有残余肾功能患者，调整腹膜透析液期间，务必关注尿量；④糖原贮积症、乳酸酸中毒、麦芽糖或异麦芽糖不耐受、艾考糊精过敏者不宜使用。

• 中性腹膜透析液 pH 维持在 7.0～7.4，接近人体的生理状态，具有更好的生物相容性和安全性。采用双室双袋的包装方式，将缓冲剂和葡萄糖分别消毒、分隔包装，最大限度降低葡萄糖降解产物的生成。优点：①对腹膜刺激性小，降低腹膜纤维化，可以更好地保护腹膜功能；②更好地保护残余肾功能和尿量；③降低腹膜炎发生率。

注意事项：①使用时需要按照说明书进行液体混合；②混合后的腹膜透析液应在 24 小时内使用。

• 氨基酸腹膜透析液 以氨基酸为渗透剂，含有 1.1% 的氨基酸混合物，其中 64% 为必需氨基酸，36% 为非必需氨基酸。优点：实现超滤的同时纠正营养不良且能保护残余肾功能。

注意事项：①可能会抑制食欲，每日可辅助使用1次；②因维持正超滤时间短，不用于长留腹；③有严重肝衰竭、高氨血症等情况慎用；④对氨基酸成分过敏者不宜使用。

6. 如何评估腹膜特性？

同样是选择做腹膜透析，每个人的透析方案和透析效果却是不一样的。不仅如此，同一个人在不同透析阶段，其透析方案和透析效果也是不一样的。做腹膜透析治疗一段时间，医生会让患者去医院评估腹膜特性，以了解腹膜对葡萄糖的吸收和毒素清除能力，从而给出更合适的透析方案，达到更好的透析效果。这个腹膜特性评估又被称作腹膜平衡试验，它是如何评估的呢？

• **评估周期**　第一次评估在开始腹膜透析的1个月后，后续需每2～3个月评估一次，稳定的可每6个月评估一次。如发生腹膜炎或者腹膜透析超滤明显减少时需要及时复评。

• **评估方法**　前一天夜间用2.5%腹膜透析液保留在腹腔8～12小时，次日引流结束后，灌入2L 2.5%腹膜透析液，灌入完毕时间为0小时，这时抽血化验葡萄糖和肌酐数值，透析液保留0小时、2小时和4小时分别留取腹膜透析液标本检测葡萄糖和肌酐，分别计算腹膜透析液肌酐和血肌酐的比值，简易方法可以测4小时腹膜透析液肌酐和血肌酐比值，代表腹膜透析液清除肌酐的效率。

• **评估结果**　根据4小时腹膜透析液肌酐和血肌酐比值将腹膜转运特性分为四类：高转运（>0.81）、高平均转运（0.65～0.8）、低平均转运（0.5～0.65）和低转运（<0.5）。下表帮大家了解腹膜特性与脱水效果、毒素清除及透析方式选择。

腹膜特性、脱水效果、毒素清除及透析方式

腹膜特性	脱水效果	毒素清除	透析方式
高转运	差	佳	自动腹膜透析机、夜间不留腹
高平均转运	较好	佳	各种治疗方式
低平均转运	佳	佳或不足	各种治疗方式
低转运	佳	不足	大剂量腹膜透析或血透

7. 如何保护腹膜功能？

如果说透析液是腹膜透析患者的"生命水"，腹膜透析导管是腹膜透析患者的"生命线"，那么，腹膜就相当于腹膜透析患者的"生命网"。腹膜功能是决定腹膜透析患者长期预后的关键因素，保护腹膜功能，对腹膜透析患者来说至关重要。因此，需要做好以下几点。

• **避免腹膜炎发生**　腹膜炎会导致腹膜功能及残余肾功能下降。预防腹膜炎发生应做到以下几点：①严格遵守腹膜透析操作规程；②注意在操作前认真洗手、规范戴口罩；③做好环境消毒；④做好出口处护理；⑤注意个人卫生及饮食卫生；⑥积极锻炼、加强营养，提高免疫力。

• **尽量避免使用高浓度葡萄糖腹膜透析液**　腹膜透析液葡萄糖浓度越高，脱水能力越好，很多患者误认为"浓度越高药效越好"。其实，葡萄糖浓度越高，对腹膜的刺激越大，对腹膜损伤越大。透析初始，一般是从低浓度透析液开始。但随着腹膜功能减退或体内水分过多，将被迫改用高浓度腹膜透析液。避免高浓度腹膜透析液的使用，应做到以下几点：①遵从医嘱，切记不可擅自更改腹膜透析液种类或剂量；②每天记录血压、体重、尿量、超滤量，定期随访。

• **使用对腹膜功能影响小的腹膜透析液** 如艾考糊精腹膜透析液、中性腹膜透析液、氨基酸腹膜透析液等，新型腹膜透析液生物相容性更好，能更好保护腹膜功能。这些新型腹膜透析液部分已进入中国市场。

• **让腹膜短暂休息** 腹膜透析出现超滤衰竭时，可暂停腹膜透析，临时转为血液透析，使腹膜得到休息。部分患者腹膜功能会有所恢复，如有条件，可再次恢复腹膜透析治疗。

8. 什么是超滤？每天超滤多少量合适？

"超滤"俗称"脱水"或"拉水"，是指通过透析排出身体多余水分，放出透析液的量减去灌入透析液的量即为超滤量。如果引流量＞灌入量，为"正超"；如果引流量＜灌入量，为"负超"；"超滤总量"就是把一天中每次换液操作后计算的超滤量求和。关注超滤量就是为了达到"出入平衡"，没有水肿的患者每日饮水量＝尿量＋超滤总量＋500 mL。

在腹膜透析过程中，有患者误认为超滤量越多越好。其实，对于腹膜透析患者而言，尿量加上腹膜透析超滤量（"出量"）维持在800～1 000 mL是最理想的。如果出量达标的情况下出现水肿，要考虑是不是存在喝水太多、低蛋白血症或高血糖等情况。如果尿量较少，超滤量也不多，就要适当限制入量，以免引发水肿，增加心血管疾病风险；如果一味地增加超滤，则可能导致出量过多、容量不足，发生低血压、残肾功能下降等情况。

由此可见，超滤多少合适是根据病情、体内水分情况等进行动态调整的。

9. 什么是透析充分性？

透析充分性是保持腹膜透析治疗顺利进行的必要条件。对腹膜透析患者而言，透析充分主要包括毒素的清除和水分控制两个方面。当透析充分时，患者会感觉身心舒畅、食欲良好、体力恢复、并发症少，生活质量高。反映透析充分性指标主要包括以下几个方面。

- **毒素无蓄积**　自我感觉食欲佳，无恶心、呕吐、失眠、不宁腿综合征等情况。
- **容量控制良好**　无外周水肿，体重稳定，无高血压、心力衰竭及肺水肿、浆膜腔积液。
- **体征平稳**　血压控制良好，无明显水肿。
- **营养状况良好**　血清白蛋白>35 g/L，无明显贫血。
- **酸碱、电解质平衡**　无明显的代谢性酸中毒和电解质紊乱等。
- **钙磷代谢平衡**　血钙、血磷、甲状旁腺素等指标良好。
- **小分子清除率达标**　每周尿素清除指标(Kt/V)≥1.7，每周肌酐清除率(Ccr)≥50 L/1.73 m^2。Kt/V＝腹膜 Kt/V＋残肾 Kt/V，Ccr＝腹膜 Ccr＋残肾 Ccr，两者任何一项达标即被认为合格。目前根据最新指南，Kt/V 和 Ccr 仅作为评估参考，应根据患者情况，个体化评估透析充分性。

腹膜透析充分性首次评估为腹膜透析后 1 个月，此后每 3～6 个月需要再评估一次。如果发生腹膜炎等情况需调整透析方案，稳定 1 月后重新评估。

10. 透析不充分怎么办？

一般透析不充分的患者会出现胃口不好、吃不下饭、双下肢水肿、血压高、营养不良、白蛋白降低等问题，要分析可能存在的原因，并给予应对策略：

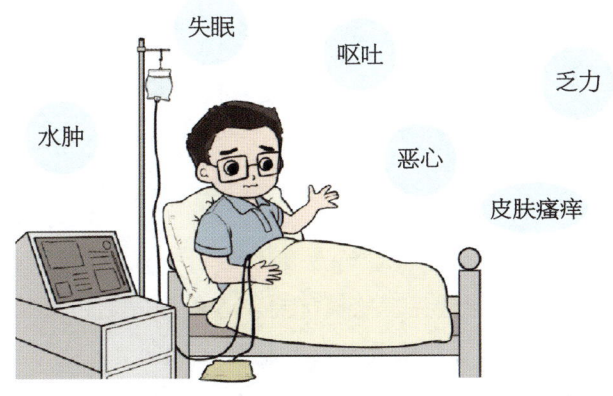

▲ 透析不充分的可能表现

• **纠正导管功能障碍**　当患者突然引流减慢、超滤减少或者负超，需要排查导管是否有漂管或者包裹的因素，需要到医院拍片和冲洗查看原因，及时纠正导管功能障碍。

• **增加透析时长**　残余肾功能会随时间逐渐丢失，肌酐会逐步增高，但如果腹膜透析时间过短，对于不断升高的血肌酐来说就不够了，就需要延长腹膜透析治疗的时间。

• **增加透析剂量**　患者透析不充分时，原先的透析方案已不能满足身体毒素代谢的需求，此时需要增加透析剂量。比如本来每天 6 L 的腹膜透析液需要增加到 8 L，8 L 增加到 10 L。如果剂量超过 10 L，可以使用自动腹膜透析机辅助治疗,以充分保障患者生活质量。

• **调整透析液浓度**　随着透析时间延长,部分患者使用1.5%腹膜透析液透析,透析充分性不达标,首选增加透析液袋数,仍不能达标,需要考虑增加浓度(用2.5%)来辅助毒素和水的清除。值得注意的是高浓度葡萄糖会使腹膜增厚和纤维化,需要逐步增加,也可以换用艾考糊精等新型腹膜透析液。

• **更换透析方式**　可以采用自动腹膜透析机透析,或选择合适的透析模式增加透析充分性。对于腹膜透析无法调整的患者,还可以联合血液透析或转为血液透析治疗。

11. 什么情况下需要终止腹膜透析治疗?

许多腹膜透析患者不愿意轻易更改透析方式,但在实际治疗过程中并非一帆风顺,会遇见一些情况需要暂停腹膜透析,甚至需要长期改为血液透析。这里讲解几种需要临时或长期终止腹膜透析治疗的情况。

• **疝气或渗漏**　部分患者腹膜透析后腹压增加,会出现脐部包块、下腹包块或会阴部水肿,部分在平躺后可以恢复,也有不能回纳的情况,这种情况需要暂停腹膜透析,进行保守治疗或手术修补。

• **胸腹漏**　部分患者做腹膜透析后发现自己出现单侧或双侧的大量胸腔积液(多为单侧),可能是因为膈肌上面有漏洞导致的胸腹漏。少数患者在暂停腹膜透析后可以自行修复,也有一些患者漏口比较大,需要暂停腹膜透析治疗,予以手术修复。

• **严重腹膜炎或者隧道感染**　腹膜透析相关腹膜炎如果治疗效果欠佳,或者发生复杂性感染、难治性腹膜炎,如真菌感染、隧道感染,需要拔管来保护患者腹膜,部分患者可以在感染治愈后择期重新置入腹膜透析管。

- **包裹性腹膜硬化**　这是一种少见的腹膜透析并发症,原因很多,但患者可能出现肠梗阻等严重并发症,需要终止腹膜透析,改行血液透析。

- **透析不充分**　一些患者随着透龄的延长,腹膜受损导致腹膜透析不充分,且伴有纳差、胸闷、心衰等症状,可根据患者情况联合血液透析或者改为血液透析治疗。

- **超滤衰竭**　部分患者随着透龄的延长,出现腹膜超滤衰竭,不能完成水分的清除,身体容量负荷过大,反复发生心衰。可采用4.25%腹膜透析液2 L,留腹4小时引流,如超滤量＜400 mL可诊断超滤衰竭。一旦确诊超滤衰竭,说明腹膜不能承担肾脏替代治疗的工作,可暂停腹膜透析、临时血液透析过渡,进行腹膜休息后观察超滤情况或永久改成血液透析继续治疗。

听专家说

2011年6月,卫生部办公厅发布《关于做好腹膜透析有关工作的通知》,引起了社会对腹膜透析的关注和重视,推动了腹膜透析技术的发展。截至2022年12月底,中国肾脏病信息登记系统数据显示全国腹膜透析患者140 544人,年新增20 800人。腹膜透析作为一种居家肾脏替代治疗方式,可以更好地保护残余肾功能、心血管稳定性好、居家操作简单便捷,成为越来越多终末期肾病患者的选择。腹膜透析的治疗模式很多,大的方面包括:手工操作和自动化腹膜透析;小的方面包括:不同的浓度、剂量、留腹时

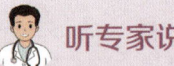 **听专家说**

间等。一旦决定腹膜透析,医生根据患者腹膜功能、残余肾功能及检查检验指标,个性化量身制订透析处方,患者则可以根据自己的生活方式、作息规律,合理安排透析时间,尽可能回归社会,提高生活质量。

腹膜透析置管围手术期

腹膜透析治疗，要先在腹部置入一根腹膜透析管，从决定接受手术治疗开始到居家腹膜透析治疗，被称为围手术期，时间在术前5~7天至术后7~14天。在围手术期间，患者及其照顾者会面对很多新问题，为缓解焦虑、保证治疗有序开展，需要医、护、患共同努力。为了更好地适应非透析治疗到透析治疗的转变过程，下面就一起聊聊腹膜透析置管围手术期的"那点事"。

12. 腹膜透析导管不同置入方式的优缺点有哪些？

腹膜透析导管需要通过手术方式放入腹腔，目前，手术方式主要有三种：局麻下开放手术置管、全麻下腹腔镜置管及经皮穿刺置管。

• **局麻下开放手术置管** 其优点是可在局部麻醉、直视下操作，解剖结构清楚，损伤和出血风险较小；操作中患者意识清楚，可与医生交流，配合程度高。缺点

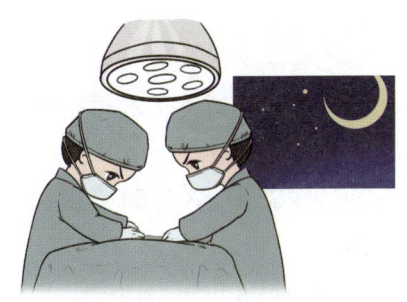

▲ 腹膜透析置管术

是伤口相对较大，过早开始透析可能出现切口疝或渗液。

• **全麻下腹腔镜置管** 其优点是借助腹腔镜，可以全程可视化操作，更加直观、准确，并且创伤小；术后腹膜透析导管移位和网膜包裹的并发症较少，技术生存率更高。缺点是手术设备昂贵，费用较高；术中全身麻醉后于腹腔内注入二氧化碳形成人工气腹，术后可能出现腹胀等不适感。

• **经皮穿刺置管** 经皮穿刺置管采用经导丝引导（Seldinger 法）或套管针将腹膜透析管置入腹腔，其优点是操作简单、迅速、手术伤口小、恢复时间短、只需要局部麻醉。穿刺时采用多普勒超声引导可以避免盲目穿刺，有效防止脏器损伤、大出血等严重的并发症。

三种置管方式的比较

项目	开放手术置管	腹腔镜置管	经皮穿刺置管
麻醉方式	局麻	全麻	局麻
手术时间	较长	较长	短
伤口大小	5～7 cm	单孔或多孔	2 cm

13. 术前需要注意什么？

患者准备接受腹膜透析置管手术前，需要全面了解腹膜透析，和医护人员一起讨论手术相关问题，尤其需要注意以下几项。

• **提前告知病史和手术史** 如果以前有胆囊炎、阑尾炎、疝气或者做过腹腔手术，都需要提前告诉医生，以便医生针对性地安排手术。

• **提前告知相关用药史** 抗凝药物会增加手术出血风险，如果正在服用阿司匹林、华法林等药物，需要提前告诉医生并提前停药；术前半小时会常规预防性使用抗生素，如果有抗生素过敏史，务必提前告知医生。

• **术前肠道准备**　手术前保证大便通畅，有便秘或者腹胀的情况需提前与医生沟通，可以适当使用泻药或者灌肠。如果是常规局麻下开放手术或经皮穿刺置管，则手术前及手术当天不需要禁食，只需吃清淡、好消化的食物并且适当控制饮水量即可；如果是全麻下腹腔镜置管，术前一天晚饭后禁食、禁水。

• **个人卫生**　术前一天洗澡（最好使用除菌肥皂或沐浴露），尤其注意肚脐部位的清洁。

• **调整心态，放松心情**　术前一晚注意休息，对术前过于紧张者，医生可能会使用镇静剂。

14. 术后需要注意什么？

腹膜透析置管手术创伤不大，外科手术置管或经皮穿刺置管患者，术后即可下地行走，腹腔镜置管患者需要待麻醉苏醒后返回病房。术后需注意以下几点。

• **密切观察有无出血及渗液**　注意观察出口及切口处敷料无渗血、渗液，保持干燥。冲洗腹腔，观察引流液颜色，评估腹腔有无活动性出血。

• **保持大便通畅**　置管手术后应尽快下床活动，吃富含纤维素的食物，便秘者可以服用缓泻剂。

• **保持腹膜透析导管通畅**　手术后医生会拍一张腹部X线片确定导管位置，之后则根据要求开始进行腹腔冲洗，术后腹部不要用力或做增加腹压的动作（如咳嗽、屏气、提重物等），保持腹膜透析管通畅。

- **做好出口处护理**　用腰带妥善固定导管、避免牵拉,保持导管出口处干燥,禁盆浴和游泳,以利于导管出口处的愈合,一般术后10～14天伤口可拆线。

- **适时开始透析**　在开始腹膜透析治疗前,体内毒素仍然继续产生和蓄积,需要严密监测身体状况。如果病情稳定,可在术后2周开始进行腹膜透析治疗。如果出现恶心呕吐加剧、水肿加重、体重持续增加或血压难以控制等病情变化,需要立即去医院诊治,必要时紧急开始透析治疗。

- **规范培训**　开始腹膜透析前,护士会系统讲解腹膜透析相关知识,指导患者学习腹膜透析操作。患者应认真学习、反复练习。学习一般持续3～7天,考核合格就可以由患者或照护者开始居家腹膜透析治疗了。

- **防治并发症**　冲洗或开始腹膜透析治疗时,腹膜透析液灌不进或流不出、进出速度很慢,或流出的量明显少于灌入量,可能出现了导管位置移动、导管腔内异物(血块、纤维蛋白或者大网膜)阻塞等情况,医生可能会嘱咐患者增加运动、服用泻药。如果依然无法改善,应该考虑大网膜包裹了腹膜透析管,需要手术重新放置腹膜透析管。

- **定期评估**　规律腹膜透析1个月后,腹膜功能逐渐稳定,需要进行首次腹膜透析充分性和腹膜转运特性评估。

15. 为什么术后总感觉想上厕所?

腹膜透析管的作用是引流腹腔里的腹膜透析液,导管末端最佳位置处于人体盆腔的最低位置,如下图所示,男性在膀胱直肠窝,女性在子宫直肠窝。如果是常规手术,置管手术过程中,患者意识清楚,医生在将腹膜透析管放入腹腔时常会询问患者有没有便意或尿意,如果患者想排便或排尿,则提示导管位置良好。新置管的患者由于导管末端刺激直肠或膀胱,一般比较敏感,常常会感觉想要上厕所,适应一段时间后,这种感觉就会逐渐消失。

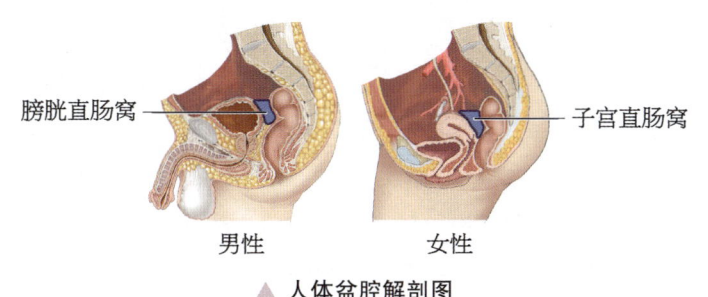

膀胱直肠窝　　　　　　　　　　　　　　　子宫直肠窝

男性　　　　　女性

▲ 人体盆腔解剖图

16. 什么时候可开始腹膜透析治疗?

根据国际腹膜透析协会和欧洲最佳实践指南的建议,腹膜透析开始时间为置管后至少 2 周,这有利于患者伤口愈合、减少切口疝或者渗漏等并发症的发生。但如果等待期间出现尿量减少,并伴有高度水肿、高血压、高血容量性心力衰竭、代谢性酸中毒、高钾血症等病情恶化时也可以不必等待 2 周,在医护人员的指导下开始紧急腹膜透析。

紧急腹膜透析一般躺着进行,每次腹腔内灌入 500~1 500 mL 腹膜透析液,也可以用自动化腹膜透析机进行透析,腹膜透析液留腹量可逐步增加,治疗中注意观察有无并发症。紧急起始腹膜透析避免了临时置入中心静脉导管进行血液透析治疗,减少了额外痛苦和损伤。

听专家说

在腹膜透析治疗中,家庭是主要的治疗场所,治疗者是患者本人或其照护者。在术前,患者应积极配合各项评估工作,与医护人员进行充分的沟通,共同选择最适合的手术方式。了解腹膜透析置管术的过程并积极配合,有助于缓解紧张情绪。加强腹膜透析围手术期的管理,可以提高治疗的成功率,减少并发症的发生。术后,腹膜透析专科护士会为患者提供腹膜透析知识培训,帮助他们逐步掌握居家腹膜透析的相关知识、操作技术和注意事项,提高自我管理能力。在培训患者的同时,也应注重对照护者的培训,确保在特殊情况下,治疗能够顺利进行,避免因操作不当导致治疗中断。如果更换操作者,务必联系医护人员进行重新培训,确保操作者具备相应的资质和能力,避免因"无证上岗"而引发腹膜炎等腹膜透析相关并发症。

腹膜透析治疗方式

近年来,随着腹膜透析治疗方式的不断改进、透析管路连接系统的简化更新、新型腹膜透析液的出现、自动腹膜透析技术持续革新及医疗保险制度的日趋完善,腹膜透析技术进入了高速发展时期,给腹膜透析治疗注入了新的生命力。

17. 腹膜透析有哪些治疗方式?

腹膜透析是治疗终末期肾病的重要手段之一,常见的治疗方式包括持续非卧床腹膜透析(CAPD)、日间非卧床腹膜透析(DAPD)、间歇性腹膜透析(IPD)和自动化腹膜透析(APD)等。根据患者不同病情选择不同的透析方式。

腹膜透析各类治疗方式的适应证

治疗方式	推荐适应证
持续非卧床腹膜透析(CAPD)	大多数患者
日间非卧床腹膜透析(DAPD)	怀疑腹膜高转运、超滤差的患者 容量超负荷的患者 残余肾功能较好的患者

(续表)

治疗方式	推荐适应证
间歇性腹膜透析（IPD）	怀疑腹膜高转运的患者 残余肾功能较好的患者 容量超负荷的患者 紧急进行腹膜透析的患者
自动化腹膜透析（APD）	怀疑腹膜高转运的患者 要求高生活质量的患者 希望继续工作或学习的患者 容量超负荷、超滤效果差的患者 不能耐受过高腹腔内压力，如疝气患者

18. 什么是持续非卧床腹膜透析？

持续非卧床腹膜透析简称 CAPD，是最常见的腹膜透析治疗方式，需要患者自行更换腹膜透析液，操作简单。"持续"指全天 24 小时患者腹腔都留有透析液，可持续清除毒素和多余水分。患者手动交换腹膜透析液，每次 2 L（常规一袋腹膜透析液的量），更换 3～5 次（白天留置 4～6 小时，晚上留置 10～12 小时）。"非卧床"是指患者只在更换透析液的短暂时间内不能自由活动，其他时间都可以自由活动或从事日常工作。CAPD 适用于大多数终末期肾脏病（慢性肾衰）患者，是目前应用最多的一种腹膜透析治疗方式。

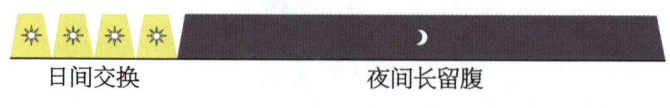

▲ CAPD 透析方式图

CAPD 的主要优点是：①全天持续清除毒素，保持机体的水分、电解质、血肌酐等水平比较稳定；②清除水分较缓和，不会引起血压的突然下降，对有心血管疾病的患者比较安全；③夜间液体保留 10～12 小时，有利于把中分子毒素清除出去；④手工换液，不借助机器，操作方便，经济实惠。

19. 什么是日间非卧床腹膜透析？

日间非卧床腹膜透析简称 DAPD，与 CAPD 不同的是患者只在白天治疗，晚上空腹，每次 2 L（常规一袋腹膜透析液的量），白天换液 3～5 次，每次留腹 3～5 小时。

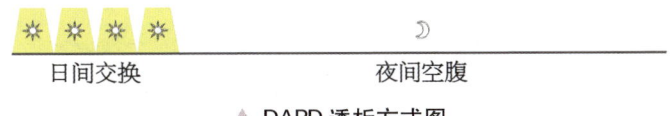

▲ DAPD 透析方式图

DAPD 的主要优点是：避免夜间长时间留腹导致超滤不佳，可以尽快纠正容量超负荷，避免夜间留腹影响睡眠质量，同时夜间空腹减少葡萄糖吸收，可以让腹膜获得休息。

20. 什么是间歇性腹膜透析？

间歇性腹膜透析简称 IPD，患者手动交换腹膜透析液，每次腹腔内灌入 1～2 L 透析液，腹腔内停留 30～45 分钟，每周安排 4～5

个透析日，每个透析日透析 8～10 小时。腹膜透析液留腹时间短，多次交换，全天总透析时间短于 24 小时。IPD 毒素清除不及 CAPD，但可改善超滤，清除更多水分，同时间歇期腹膜可以获得一定休息。

▲ 手工 IPD 透析方式图

IPD 适用于：①刚开始透析，残余肾功能较好（尿量较多）的患者；②需要减轻腹腔压力的患者，如腹膜透析管置入 2 周内开始腹膜透析的患者，或渗漏、疝气需要治疗或手术修补术后愈合期的患者；③腹膜高转运的患者常规 CAPD 治疗超滤不足，可通过 IPD 增加水分清除；④急性肾衰竭及某些药物导致急性中毒，需紧急进行透析的患者。

21. 什么是自动化腹膜透析？

自动化腹膜透析简称 APD，是一种利用腹膜透析机进行自动交换透析液的腹膜透析方式。相比传统的透析方式，APD 具有以下优势。

• **提高生活质量**　APD 治疗可有效利用晚上时间进行透析治疗，不占用白天的时间，患者拥有更多自己支配的时间，减少透析对日常生活的影响，提高生活质量。

• **受益人群更广**　①适用于学龄儿童、患者白天需要工作或自由活动者，白天可不受约束地安排日常活动或参加力所能及的学习和工作；②高转运或高平均转运、CAPD 溶质清除不充分、CAPD 反复腹膜炎的患者；③依赖他人行腹膜透析、在小型私人医院行腹膜透析的患者或者任何不想手工行腹膜透析的患者；④在需要紧急起始腹膜透析、腹壁疝修补术后及难治性充血性心力衰竭合并电解质紊乱的患者。

• **透析处方设置更灵活，提高透析充分性**　APD 可以针对患者不同体型、残余肾功能、腹膜转运特性及生活方式等，制订个体化的透析处方。APD 可灵活设置低剂量透析方式，即使刚置管的患者也不会对腹腔压力和伤口恢复造成影响，无需等术后伤口完全恢复，就可以开展腹膜透析治疗。较 CAPD 更具灵活性，以达到理想的毒素和水分排出效果、提高透析充分性。

• **减少腹膜炎的发生率，提高生存率**　使用 APD 透析方式，每天仅需一次连接，可有效减少因操作不当而引起的腹膜透析相关感染。

• **便于远程监控和跟踪随访**　如使用具有远程上传数据的 APD 机器，医护人员通过网络终端就可以了解患者居家透析的情况，远程调整透析处方，使透析更加精准和便捷。

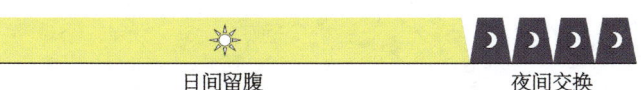

▲ 自动化腹膜透析机 IPD 透析方式图

听专家说

腹膜透析治疗方式从传统的单一模式发展到如今的自动化腹膜透析等多种模式,为患者提供了更为便捷和高效的治疗方案。传统腹膜透析需要患者自行操作,对患者自我管理能力的要求较高。自动化腹膜透析的出现,极大地减轻了患者的操作负担,提高了治疗的稳定性和安全性。尽管自动化腹膜透析具有诸多优势,但其成本相对较高,对于经济条件有限的患者可能构成一定的负担。因此,在治疗方式的选择上,医护人员会综合考虑患者的具体情况、治疗需求和经济条件。相信随着医疗技术的进一步发展,腹膜透析治疗模式会更加丰富,腹膜透析治疗的疗效和安全性会进一步提高,给临床患者带来更多的益处。

腹膜透析操作

腹膜透析是一项居家透析治疗，由患者或照护者在家完成换液操作、出口处护理、容量管理等。那么，专业性这么强的操作，患者或照护者能独立完成吗？其实，不用担心，居家治疗前医护人员会对患者和照护者给予系统培训，培训后还要进行严格考核，只有达到培训目标后，才允许患者或照护者居家开展腹膜透析治疗。标准化、规范化的腹膜透析操作是成功完成腹膜透析治疗的前提，操作不当会引起很多不良后果，最常见的就是腹膜透析相关感染（如腹膜炎、出口处感染等），严重时会导致拔管而终止腹膜透析，甚至危及生命。

22. 新置管患者居家腹膜透析治疗前需要接受哪些培训？

腹膜透析作为一种居家治疗形式，进行操作的人员是患者或照护者。因此，强化透析前培训在腹膜透析治疗中至关重要。通过培训可以提高患者的自我管理能力，提高治疗依从性、减少并发症发生、提高生活质量。另一方面，医务人员通过培训可以充分了解患者，并给予心理支持和社会支持指导。新置管患者培训的内容主要包括以下几类。

- **腹膜透析相关知识**　包括腹膜透析定义、原理、超滤的概念、腹膜透析液种类、透析方式等。
- **清洁和无菌的概念及重要性**　七步洗手法洗手、正确佩戴口罩、紫外线灯消毒、一次性物品管理、无菌概念等。
- **腹膜透析换液操作**　七步法操作流程，严格按照"准备—连接—引流—冲洗—灌入—分离—整理"，让患者现场操作，护士给予指导和操作考核等。
- **导管出口处护理**　指导患者正确评估导管出口处，介绍出口处换药流程、出口处感染的表现及处理，妥善固定导管，避免牵拉，带导管洗澡注意事项，预防出口处感染等。
- **家庭腹膜透析常见及紧急问题处理**　腹膜炎、出口处感染、灌注和（或）引流困难、短管脱落、腹膜透析管破裂、血性腹膜透析液、自动腹膜透析机报警处理等。
- **饮食指导**　腹膜透析患者饮食要保证热量充足，食物应含有丰富的维生素和纤维素，同时要避免高磷饮食，蛋白质摄入量一般要 $1.2 \sim 1.3 \, g/(kg \cdot d)$，其中超过 50% 是鱼、虾、肉、蛋、奶等优质蛋白质，适当控制饮水，量出为入。
- **其他**　运动康复指导、回归社会等。

23. 居家腹膜透析需要准备哪些物品？

居家腹膜透析用物准备是否齐全，直接影响腹膜透析是否能够顺利进行。所需物品可分为如下几种。

- **腹膜透析治疗用品**　腹膜透析液（遵医嘱）、腰带（固定导管用）、恒温加热袋或恒温箱、蓝夹子、挂钩或输液架及碘液微型盖。
- **日常清洁与换药用品**　医用口罩、手套、抗菌洗手液、免洗手消毒液、洗澡保护袋或肛袋、无菌棉签、毛巾或纸巾（擦手用）、塑料盆（放置引流透析液）、无菌敷贴或无菌纱布（单独包装）胶布。

• **消毒用品** 不含酒精的碘消毒剂（消毒导管出口）、医用酒精（消毒桌面）、紫外线灯、无菌生理盐水（0.9％氯化钠）10 mL/支。

• **日常测量与记录用品** 血压计、体温计、体重秤、电子秤（称量腹膜透析液）、量筒（测量尿液用）、手表或闹钟、腹膜透析居家日记（医院领取）。

物品准备注意事项：①正规途径购买，保证质量符合使用规范；②定期检查物品功能，血压计需要定期校正，紫外线灯管需定期检测强度或每两年更换一次灯管，避免能点亮但没有消毒效果；③根据有效期先后顺序合理安排物品使用；④无菌物品一旦打开后，未用完的物品即为非无菌物品。因此，尽量购买小包装消毒换药物品，避免浪费。

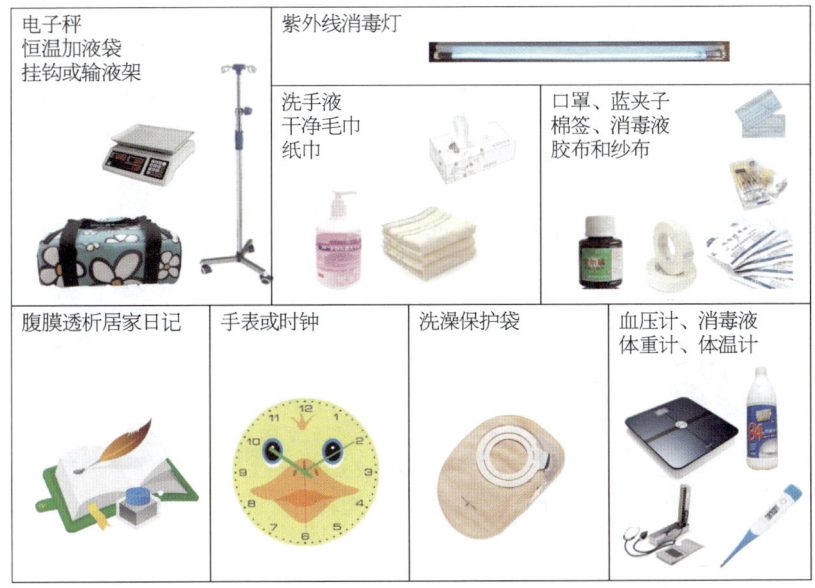

▲ 居家腹膜透析所需物品

24. 如何做好环境清洁与消毒？

在家中进行腹膜透析时，除了换液操作必须严格遵守无菌操作外，还要做好环境清洁与消毒，主要注意以下几点。

• **清洁要求**　换液房间要保持干净、干燥、通风，准备易于擦洗、耐腐蚀的桌椅及储物柜。房间内存放透析液及透析用物的地方应相对固定，并且不允许堆放杂物。房间内的棉质必需品，如窗帘及床上用品，至少每月清洗一次。换液操作半小时前打扫卫生，避免灰尘在空中飞扬。如果家中饲养猫、狗等宠物，绝对禁止宠物进入操作房间。

• **消毒要求**　每天早晨用 500 mg/L 浓度的含氯消毒液擦拭桌面、座椅，并进行地面的清洁与消毒。每日早、晚用紫外线灯对房间进行照射消毒，每次 35 分钟，因紫外线会损伤皮肤及黏膜，故消毒时人要离开房间。紫外线灯管每周清洁擦拭 1 次，避免灰尘覆盖影响消毒效果，每两年更换一次灯管。每次操作前关好门、窗、空调、风扇，减少空气中灰尘、细菌的流动。

25. 如何做好手卫生？

腹膜透析最常见的并发症之一是腹膜炎，而操作污染是主要的感染原因。有效的手卫生可清除手上 99％ 以上的各类暂住菌，同时也是防止腹膜透析相关性腹膜炎发生的有效措施之一。手卫生包括流动水洗手和速干手消毒。洗手前戴好口罩，取下手表、戒指、手链，调好水温;先用流动水冲湿手,再使用洗手液揉搓形成丰富泡沫,按七步洗手法流动水冲洗,洗完后用一次性纸巾擦干并用纸巾关闭水龙头。操作过程中如果可能污染时,使用免洗消毒凝胶按七步洗手法洗手,使用免洗消毒凝胶可以不受水源和场所的限制,使用更方便。进行任何操作前,都需严格按照七步洗手法洗手(内、外、夹、弓、大、立、腕,见下图),每一步骤15秒。

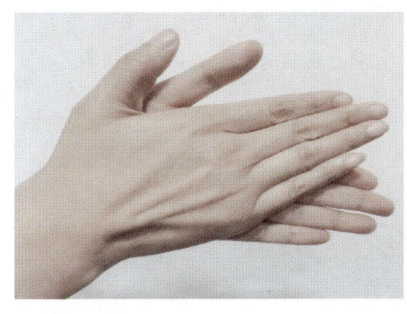

(内)洗手掌
掌心相对,手指并拢相互揉搓

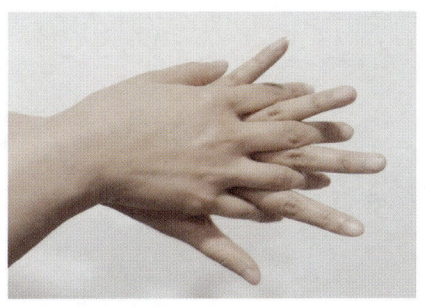

(外)洗背侧指缝
手心对手背沿指缝相互揉搓,双手交换进行

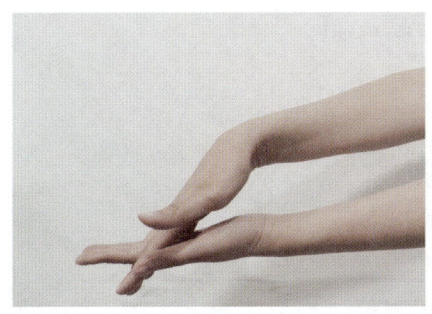

(夹)洗掌侧指缝
掌心相对,双手交叉沿指缝相互揉搓

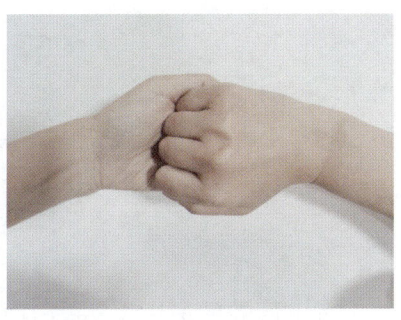

(弓)洗指背
弯曲各手指关节,半握拳把指背放在另一手掌心旋转揉搓,双手交换进行

▲ 七步洗手法

(大)洗拇指
一手握另一手拇指旋转揉搓双手交换进行

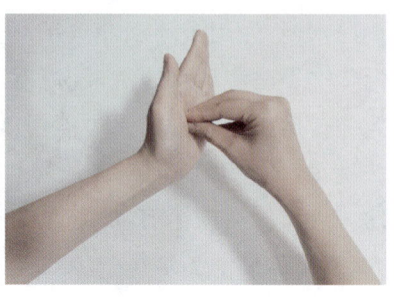

(立)洗指尖
弯曲各手指关节,把指尖合拢在另一手掌心旋转揉搓,双手交换进行

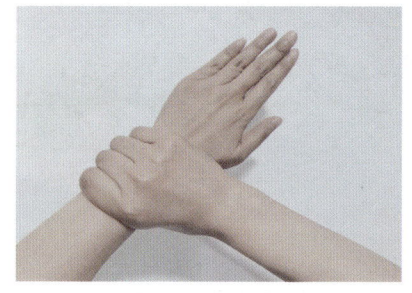

(腕)洗手腕、手臂
揉搓手腕、手臂,双手交换进行

▲ 七步洗手法(续)

26. 腹膜透析液加热需要注意什么?

灌入腹腔的透析液要提前用恒温箱加热至37~40℃,温度过低会导致腹膜透析患者出现腹痛症状,温度过高除增加患者不适外,还会造成蛋白质从腹膜透析液丢失增加。加热方式不当不仅会破坏腹膜透析液成分,甚至会损坏腹膜透析液的无菌状态,从而影响腹膜透析液的质量。因此,在加热过程中要注意以下几点。

（1）使用干热法加热，建议使用加热袋或恒温箱，禁止使用微波炉、消毒碗柜及热水浸泡等方式进行。

（2）放入恒温箱内的腹膜透析液袋数不宜过多，应确保腹膜透析液充分加热，避免加热不均匀。

（3）加热时不要撕去外包装袋，如果温度低于10℃，在拆开腹膜透析液外袋前，务必将整袋腹膜透析液充分预热后再拆开包装分开管路，避免低温导致导管变硬、变脆而破裂。

（4）定期检查加热设备的性能，若出现问题，应及时维修。加热设备需远离易燃易爆品，在阴凉处放置。

27. 如何进行腹膜透析换液操作？

正确的腹膜透析换液操作是确保腹膜透析顺利进行的关键，具体包括准备、连接、引流、冲洗、灌注、分离、整理7大步骤。

- 准备

（1）环境准备：消毒液或乙醇（酒精）擦拭治疗台，关门窗、关空调，紫外线消毒治疗的房间，限制人员走动。

（2）物品准备：口罩、腹膜透析液、碘伏帽、2个蓝夹子、电子秤、

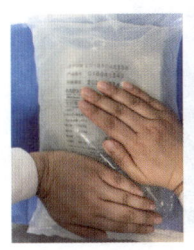
挤压无渗漏

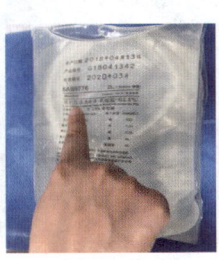
检查钙离子浓度

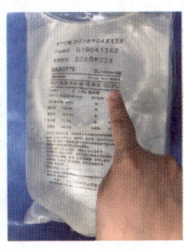
检查葡萄糖浓度

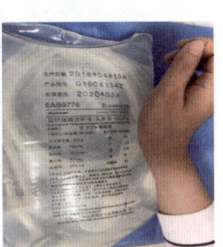
检查温度

▲ 检查腹膜透析液过程

输液架、腹膜透析记录本、免洗手消毒液、废液盆。

（3）检查腹膜透析液：检查外包装袋有无破损、透析液袋有无渗漏、液体是否澄清、腹膜透析液有效期、钙离子浓度及葡萄糖浓度、容量、拉环和加药口是否完整、透析液温度是否适宜（37℃）。

• 连接

（1）洗手、取出腹膜透析短管，务必确认短管处于关闭状态。

（2）取下外接短管上的碘伏帽。

（3）握紧双联系统Y形管，拉下拉环，手不要碰触到短管外口和Y形管上的接口。

（4）迅速将双联系统与外接短管相连并拧紧。连接时应将短管开口朝下，注意不要牵拉短管，以免损伤外出口。

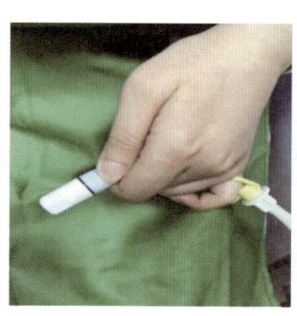
查看短管

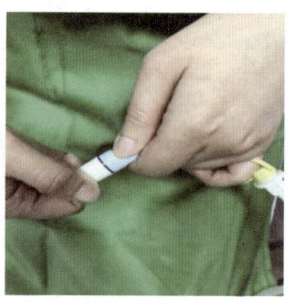
取下碘伏帽

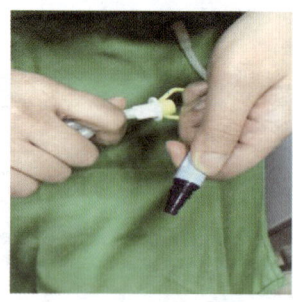
拉下拉环

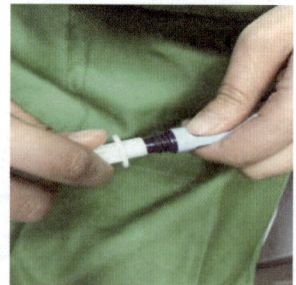
连接管路

▲ 腹膜透析液连接过程

- 引流

(1)悬挂透析液袋,用蓝夹子夹闭入液管路,将废液袋放置于地面的废液盆内。

(2)打开短管开关,将腹腔中的液体引流到废液袋里,注意观察引流液的速度,并查看颜色是否浑浊。

(3)引流完毕后关闭短管开关,用另一个蓝夹子夹闭出液管路,再次确定短管已关闭。

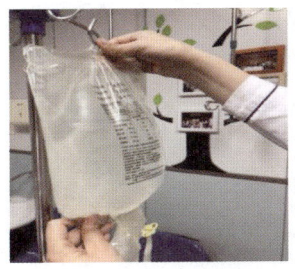
悬挂腹膜透析液

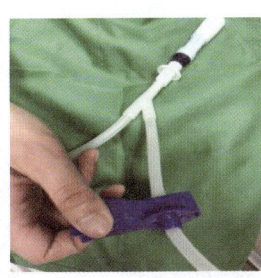
夹闭入液管路

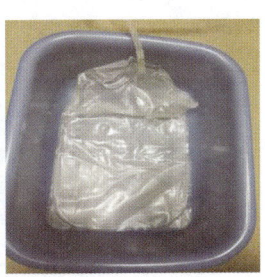
引流袋放置低垂

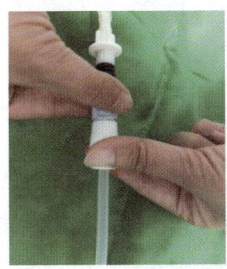
打开短管开关

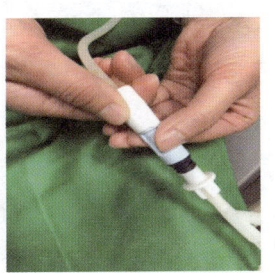
关闭短管开关

▲ 腹膜透析换液引流过程

- 冲洗

(1)确认短管开关已关闭,将腹膜透析液袋的绿色折头折断。

(2)移开入液及出液管路上的蓝夹子,5秒后观察管路中气体排尽后,用蓝夹子夹闭出液管路。

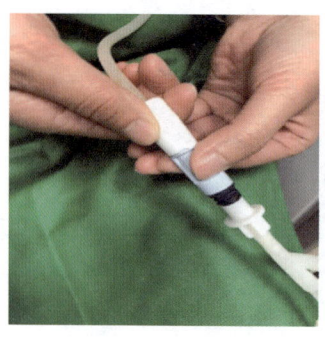
确认短管开关已夹闭

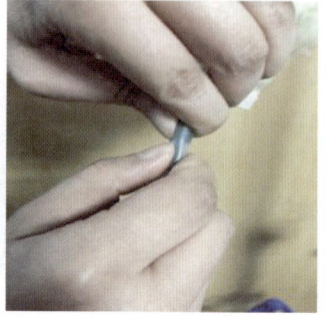
折断易折阀门

▲ 腹膜透析换液冲洗过程

• **灌注**

（1）打开短管开关开始灌注。

（2）灌注结束后用蓝夹子夹住入液管路，关闭短管开关。

• **分离**

（1）检查碘伏帽的有效期及包装有无破损，撕开外包装，取出碘伏帽检查帽盖内海绵是否浸润碘液。

（2）短管与双联系统分离，将短管倾斜、出口朝下、旋紧碘伏帽至完全密合。

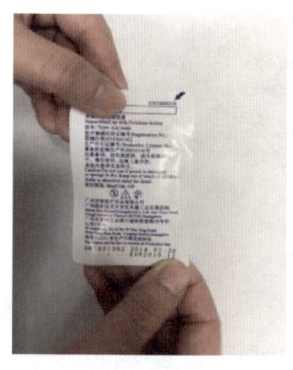
查有效期

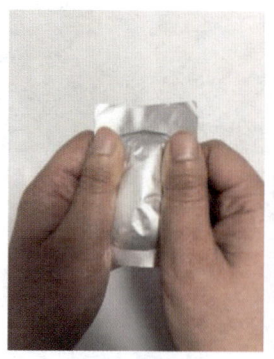
查外包装袋

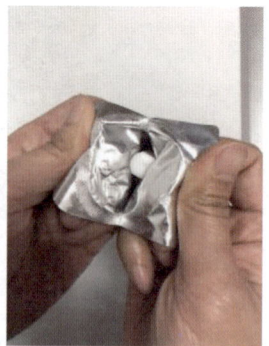
撕开包装袋

▲ 检查碘伏帽及分离过程

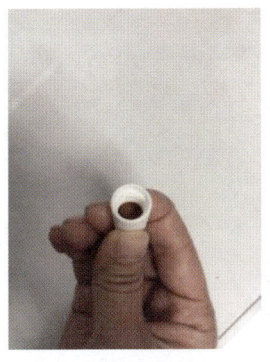 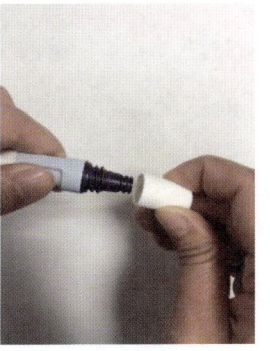

查碘液浸润　　　　　旋紧碘伏帽

▲ 检查碘伏帽及分离过程（续）

- **整理**

（1）观察引流液的颜色、浑浊度，并称重，记录在腹膜透析记录本上，并计算腹膜透析超滤量。

（2）妥善固定腹膜透析短管。

（3）剪开废液袋将引流液倒入厕所内，软袋放入干垃圾袋内。

28. 腹膜透析换液过程需要注意什么？

腹膜透析换液操作除了要流程熟练外，特别需要注意以下几点。

（1）腹膜透析换液操作前，换液房间必须按照清洁和消毒规范的要求落实。

（2）每次规范洗手和戴口罩，操作全程严格落实无菌原则。

（3）应注意检查透析导管与外接导管之间的紧密性，避免脱落及腹腔外管路扭曲。

（4）每次操作前需仔细检查管路有无破损，一旦发现异常应及时用蓝夹子夹闭近身体端管路，立即联系腹膜透析专职人员，并前往医院进行更换。

（5）注意保护腹膜透析导管，妥善固定并避免牵拉。

（6）操作时不可接触锐利物品，以免损伤导管。

（7）碘伏帽为一次性用品，不可重复使用，使用前务必检查是否有碘液浸润。

（8）每 6 个月至少更换一次外接短管，如有破损或开关失灵应立即到医院更换。

29. 操作过程中发生连接系统污染怎么办？

即使前期在医院已接受过规范的换液操作培训，但在居家治疗过程中，依然会出现因操作不当而导致的连接头污染。之所以把连接头污染单独拿出来"说事儿"，因为这是腹膜透析无菌操作最核心的环节。

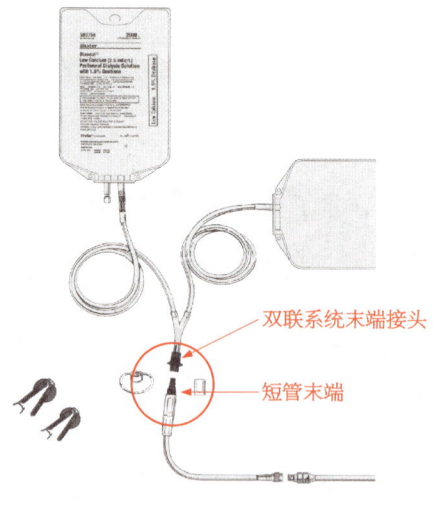

▲ 腹膜透析连接装置

- **双联系统末端接头污染** 连接前,如果发生腹膜透析液接头污染,一定要把它扔掉,重新更换新的腹膜透析液。千万不要因为怕浪费不舍得丢弃,这样会诱发腹膜炎。不仅造成更大的身体损伤和经济损失,严重者会因腹膜炎终止腹膜透析治疗。

- **短管末端污染** 如果污染了连接短管的末端,应立即关闭短管上的螺旋开关,用碘伏消毒或换上一个新的碘伏帽,因为碘伏帽中有碘液,可以起到消毒作用。

- **连接过程污染** 连接时没有完全对准,碰到手或其他地方,而导致双联系统污染的情况非常常见。这时候要立即关闭短管开关,终止操作,联系医务人员,根据具体情况,给予相应处理,必要时预防性使用抗生素。

当视力下降或个人动手能力改变,如发生脑梗死、认知功能障碍等而导致的操作"不利索",要联系医护人员进行再次评估和培训,必要时需更换他人操作,此时要对照护者进行操作培训。护士会根据患者的具体情况,给予合理的操作建议。

30. 如何观察与处理腹膜透析废液?

透出液的观察非常重要,很多腹膜透析并发症都可以通过观察透出液来发现一些蛛丝马迹,早发现才能早治疗、早痊愈。透出液的观察主要包含以下几方面。

- **透出液的颜色** 正常的透出液为淡黄色透明液体。如果排出的透析液是清亮的,但其中漂浮一些白色线状物质或者棉花团状物体,一般考虑纤维蛋白。如果透出液浑浊,可放一张报纸在透析液下方,通过腹膜透析液可视窗看不清上面的字,就必须立即与腹膜透析中心联系,有可能发生了腹膜炎。如果排出粉红色或红色透出液,可先用常温腹膜透析液冲洗,如出现在女性月经期或提重物后,且颜色没有进一步加深则可继续观察。如透出液颜色深红色,冲洗颜色不变浅或持续数天透出液均为深红色,或有血块应立即联系透析中心,进一步排查和治疗。

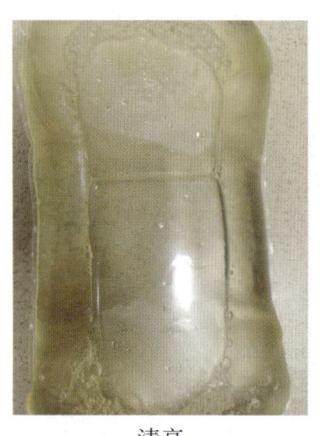
清亮

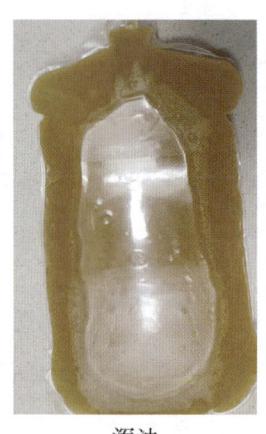
浑浊

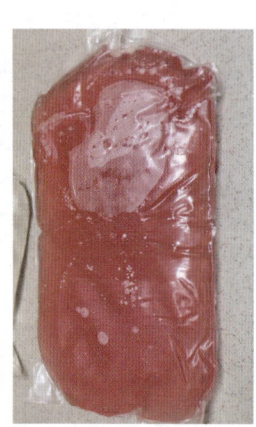
血性腹膜透析液

▲ 透出液颜色

- **透出液的流速**　如果引流的速度特别慢,一定要检查原因。可以适当改变体位,可能发生纤维蛋白堵管、漂管、大网膜包裹、便秘导致肠管压迫腹膜透析导管等,要联系透析中心,根据具体情况,再做进一步处理。

- **透出液的量**　如果引流量比灌注量明显减少,可能的原因有:纤维蛋白堵管、导管移位大网膜包裹、胸腹漏、后腹膜漏、腹膜炎及腹膜功能减退等情况,联系医务人员指导居家简单处理,如效果不佳需到医院进一步排查。

引流出的废液可以视作"尿液",处理时小心地剪开引流袋,把废液倒进厕所抽水马桶中,及时用水冲尽,倾倒时要小心废液四处飞溅。如果患有肝炎等传染病,引流液则需用 2 000 mg/L 有效氯或 84 消毒液先浸泡半小时再处理。

31. 出口处护理流程及注意事项有哪些？

• **出口处护理流程** ①做好环境及物品的准备，洗手、戴口罩；②取下敷料，评估出口处和导管情况，评估出口处皮肤有无发红、肿胀、渗液或痂皮，按压出口处和隧道有无硬结、疼痛，导管有无折叠、受压；③再次洗手（速干手消毒液），用不含乙醇的碘消毒棉签消毒出口处，以出口处为中心，由里向外环形消毒至少 2 遍，消毒直径＞8 cm，勿让消毒液进入出口处或隧道里；④用无菌敷贴或纱布覆盖出口处，胶布蝶形妥善固定腹膜透析导管，避免牵拉、扭曲；⑤处理用物，在腹膜透析日记本上记录出口处情况。腹膜透析出口处护理操作具体步骤详见下图。

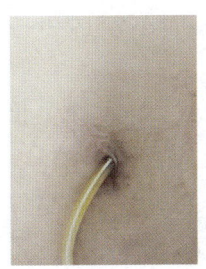
观察出口处

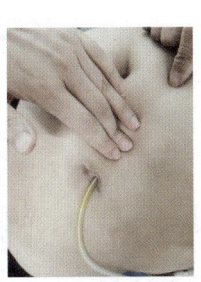
按压隧道

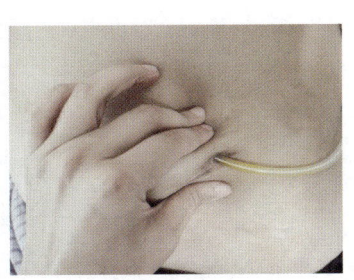
挤压隧道

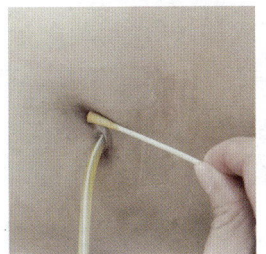
消毒出口处

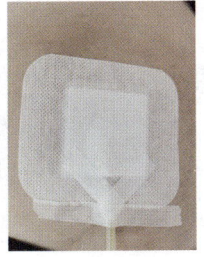
敷料覆盖并固定

▲ 出口处护理

• **注意事项** ①换药时注意手卫生和无菌操作;②每次护理前均应认真评估和观察出口处:一般每周换药2次,淋浴后或出汗较多时要及时换药,出口处感染时一般需每天换药,禁用含酒精的消毒剂;③切口愈合前不宜洗澡,愈合之后可以在肛袋保护下淋浴,不可盆浴;④如果出口处有痂皮,不能强行揭掉,可以用生理盐水软化后轻轻去除;⑤如果出口处出现渗液、损伤、感染或出血,应立即联系腹膜透析中心进行处理;⑥妥善固定导管,防止牵拉、打折;⑦运动时,当外出口被弄脏或弄湿后,应立即消毒外出口。

32. 出口处需要一直贴贴膜吗?

腹膜透析置管术后,拆线前,医生会用纱布保护伤口。刚开始规律透析的患者,为保护导管出口且方便换药,一般会使用无菌贴膜。

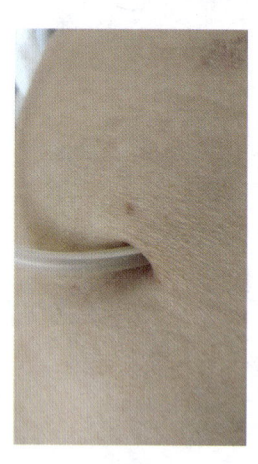

▲ 窦道

腹膜透析早期,出口处还没有完全长好形成窦道。此时,出口处每周换药2~3次,换药后使用贴膜或一次性无菌敷料。一是保护伤口,二是起到固定导管的作用。而对于贴膜过敏的患者,如贴膜周边出现瘙痒、红疹,可以更换成纱布,固定的胶布应适当调整位置,避免破损处皮肤进一步受损。

腹膜透析时间超过半年,腹膜透析导管出口处愈合良好且形成窦道(如图)的情况下,表皮已经充分包裹导管出口,经过医务人员评估后,可以不使用贴膜,定期出口护理即可。

33. 腹膜透析液加药操作需要注意什么？

常规情况下腹膜透析液不推荐加药，以免操作不规范导致腹膜炎。如果发生腹膜炎而感染没有扩散到全身时，腹腔用药可以直接杀灭病原微生物，疗效更好，但加药时必须做到三要。

- **操作要规范**　加药操作必须在医护人员培训考核通过后才可进行。特别需要注意核对药物有效期，加药过程注意无菌操作，同一袋腹膜透析液需要加 2 种以上药物时，要采用不同注射器单独分开抽取药物，几种药物就要使用几支空针抽药。须做到现用现配，充分溶解，避免药液污染。
- **剂量要准确**　如果所加药物剂量较小，需选择合适的注射器，如 0.5 mL 的药液时就用 1 mL 注射器；如果所需的药物剂量并非整支，注意抽吸时需要计算准确，如一支头孢唑林钠 1.5 g，医嘱 1.0 g 加入腹膜透析液中，此时先用 9 mL 生理盐水或腹膜透析液溶解整支药物，然后抽取 6 mL 药液加入腹膜透析液中。
- **疗程要足够**　遵医嘱使用药物，切不可随意加药或停药。如果是腹膜透析相关腹膜炎使用抗生素，一般需要加药 14~21 天，有些特殊病原体可能需要更长时间的治疗才能完全杀光，千万不能在腹膜透析液转清或腹痛缓解后就自行停药，否则会使腹膜炎复发和加重。

听专家说

腹膜透析是"居家"治疗。置管初期,医护人员会对患者和照护者进行系列规范的培训,通常包括:七步洗手法、居家治疗环境消毒、无菌换液操作、出口处护理、居家治疗特殊情况处理、疾病自我管理等内容。但医护人员的健康教育,仅仅是"知—信—行"中的第一步,腹膜透析是一个长期治疗过程,需要患者及照护者时刻按照规范去操作,确实是一个巨大的挑战,需要腹膜透析患者和照护者有正确的信念与态度,并积极认真按照医护人员所讲的,改变自己的行为习惯。腹膜透析患者居家"自主"开展透析治疗,过程不受医护人员监管,部分患者居家治疗时会出现"拷贝"走样或长期治疗思想懈怠,容易出现一系列因操作不当导致的并发症。正确、规范、专业地完成腹膜透析相关操作,是提高腹膜透析成功率、减少并发症的重要环节,也是改善腹膜透析预后的关键。因此,患者和照护者必须坚持正确规范的操作,将规范变成习惯,从而实现长期高质量的腹膜透析治疗目标。

检查和化验

腹膜透析居家治疗,不需要频繁往来医院,但居家"闭门造车"式的腹膜透析常常不能达到预期疗效,本章节就一起聊一聊关于检查化验的"那些事"。

34. 腹膜透析患者需要定期关注哪些检查、化验指标?

腹膜透析采用"居家"的透析形式,虽然不需要频繁到医院,但还是需要定期复查,以便在第一时间发现问题并尽早纠正,避免相关并发症的发生。那么,哪些指标是需要重点关注的?多久复查一次比较合适?具体检查项目及频率可以参考下表。

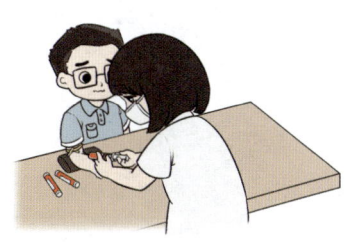
▲ 采血

各项检查的频率

检测项目	频率
肝、肾功能、电解质(包括钙、磷)	每1~3个月1次
血糖、血脂、糖化血红蛋白(糖尿病患者)	每1~3个月1次

(续表)

检测项目	频率
血常规(包括网织红细胞计数)	每1~3个月1次
血清铁、总铁结合力、转铁蛋白饱和度、铁蛋白等	每1~3个月1次
全段甲状旁腺激素	每3~6个月1次
白蛋白、前白蛋白等	每6个月1次
高敏C反应蛋白	每3个月1次
血清 β_2 微球蛋白	每3~6个月1次
传染病标志物	每12个月1次
心电图、胸片、心脏及血管超声等	每12个月1次
腹膜平衡试验	开始透析2~4周首次检查,之后每6个月1次
透析充分性评估	每6个月1次
残余肾功能评估	开始透析6个月内,每月1次,6个月之后每2个月1次
体重指数、SGA评分	每6个月1次

需要注意的是以上检查、化验项目的频率为常规情况下的频率,如有病情需要可根据具体情况调整复查频率或者开具其他相关检查。

35. 腹膜透析患者留取标本时需要注意什么?

在长期腹膜透析过程中,需要定期留取血、尿(如每天尿量大于100 mL)和腹膜透析液标本,评估透析充分性及腹膜功能。另外,疑似腹膜炎时,也需要留取腹膜透析液标本。正确规范地留取腹膜透析标本对临床的诊断、治疗具有重要的指导意义,而不同的标本留取方法也不尽相同,具体如下。

• **腹膜透析充分性评估标本** 腹膜透析排毒够不够需要定期进行透析充分性评估,需要留取 24 小时尿液和 24 小时腹膜透析液标本,注意留取标本时要稳定透析方案 2～4 周及以上。①24 小时尿标本:24 小时尿量大于 100 mL 患者需要留尿液标本。检查前一天早上(如 7 点)排空膀胱后,将此后所有尿液留在一个干净容器内,直至检查当天(第二天 7 点)排出的尿,将 24 小时内所有尿混匀,记录总量后,留取标本送检。②24 小时腹膜透析液标本:需要将一天中每袋腹膜透析液称量并记录,把 24 小时所有透出液收集在一个干净的容器中,混匀后留取标本送检。

• **腹膜转运功能评估标本** 用于评估腹膜转运功能,需前一晚使用 2.5% 腹膜透析液 2L 留腹。第二天早上第一袋也灌入 2.5% 腹膜透析液 2L,每灌入 400 mL 时身体左右翻转混匀,从这袋腹膜透析液灌入结束开始计时,分别取 0 小时、2 小时、4 小时腹膜透析液标本和血标本。

• **疑似腹膜炎标本** 疑似腹膜炎时,应第一时间到医院留取腹膜透析液常规和腹膜透析液培养标本,以浑浊的透出液最佳,不要在家随意使用抗生素。如果重新留取标本,则腹膜透析液至少留腹 2 小时以上才能取样,取样时注意无菌操作。

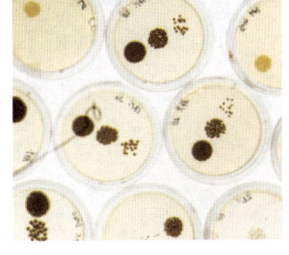

▲ 腹膜透析液细菌培养

36. 腹膜透析后为什么肌酐还是高?

有患者发现腹膜透析后肌酐变化不大,甚至还会缓慢上升,是不是表示透析效果不好呢？先让我们了解一下肌酐是怎么产生的。肌酐是人体肌肉分解代谢（内源性肌酐）或饮食中蛋白质消化代谢（外源性肌酐）产生的。因此，肌酐会受到自身肌肉代谢及饮食的影响而产生波动。如果肌酐值过低，往往说明营养不良，可能反而提示预后不良。腹膜透析患者肌酐高有以下几个原因。

• **肌肉量增加**　腹膜透析治疗后尿毒症毒素清除，食欲恢复，运动量增加，营养改善后肌肉增加使内源性肌酐升高。

• **食肉量增加**　腹膜透析后饮食限制相对放开，蛋白质摄入量也高于透析前。而且腹膜透析以后由于尿毒症毒素引起的恶心、呕吐等胃肠道症状减轻或消失。胃口好了，摄入的蛋白质就多了，外源性肌酐也相应增高。

• **残肾功能下降**　肾脏是排毒的利器，很多患者开始透析时，肾脏的功能还残存一部分（表现为每天尿量超过 100 mL）。因此，腹膜透析患者可以通过残肾和腹膜透析两条途径排出毒素。但随着肾脏病的发展，残肾功能在慢慢减退，最后仅靠腹膜透析排毒，这也是导致肌酐上升的原因。

所以，腹膜透析不用太焦虑"肌酐高"，透析效果好不好是需要腹膜透析评估来判断的。只要透析充分、肌酐相对稳定，也没有明显不适，就无需担心。

37. 血钾异常该怎么办？

血钾异常包括低钾血症和高钾血症，在腹膜透析过程中都有可能发生。

• **低钾血症**　是指血清钾离子浓度低于 3.5 mmol/L，可能与钾摄入量减少和钾排出量增加有关。此外，一些特殊情况也会造成低钾血症,如超滤量特别多或者尿量特别多。低血钾常会导致患者乏力、胃肠蠕动慢,严重的低血钾可能导致肠梗阻,甚至心脏骤停。所以,必须定期检测血钾,及时发现并在医护人员指导下纠正低钾血症。如果血钾轻度下降,可以通过饮食补钾。没有糖尿病的患者可以优先选择含钾高的水果,如香蕉、橘子、蓝莓、葡萄等;糖尿病患者可多吃富钾蔬菜,如香菇、番茄、菠菜、韭菜、莴苣、海带、胡萝卜等,具体的摄入量需遵从医嘱,避免补充过量,出现高钾血症。严重低钾血症者应进行药物治疗。

• **高钾血症**　是指血清钾离子高于 5.0 mmol/L,可能与钾摄入过多或排泄减少有关,某些含钾的药物也会引起高血钾。高血钾会导致手脚和口唇发麻,浑身乏力,还可能出现恶心、呕吐、腹泻、肢端湿冷等症状。高血钾对心脏有抑制作用,可导致心律失常、心力衰竭、心脏骤停甚至猝死。一旦发生高钾血症,首先要进行降钾治疗。需要了解引起高钾的原因,积极调整饮食,限制高钾食物摄入,必要时使用降钾药物或者通过临时血液透析降低血钾。

38. 贫血怎么纠正?

腹膜透析患者的贫血称之为肾性贫血,这是因为肾脏除了具有排出毒素和水分功能外,还会分泌促红细胞生成素,帮助造血。随着肾功能减退,促红细胞生成素的分泌会减少,尿毒症毒素导致红细胞破坏增加。此外,终末期肾病患者食欲差、胃肠功能吸收不良、摄入合成血红蛋白的原料不足等也会加重贫血的发生。所以,腹膜透析患者贫血的纠正需要综合管理。

• **定期监测**　定期监测血红蛋白浓度,可以更好地了解贫血程度和治疗效果,医生可根据检测结果判断是否需要调整药物剂量。一

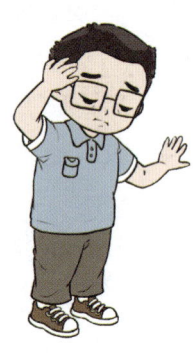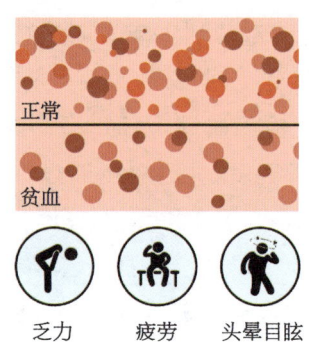

▲ 贫血表现

般每月复查一次,指标稳定且在要求范围内的可每 3 个月检测一次。

• **合理用药** 治疗肾性贫血的药物种类很多,但不论使用哪一种药物,在治疗过程中,都需要严格遵照医生的医嘱用药,不能自行增减或停用药物,也不能长时间不检查,一直按原剂量用药。医生会根据血红蛋白值,判断是否需要调整药物剂量。此外,在用药过程中也需要注意,如铁剂不宜与一些抗生素(如氯霉素、四环素等)、中成药(如六神丸、清热解毒丸等)、降低铁剂吸收的药物(如碳酸氢钠和氢氧化铝等)同时服用,也要避免使用牛奶、浓茶、碳酸饮料、咖啡等送服,以免影响铁的吸收。

• **合理饮食** 腹膜透析患者可以适当多吃一些富含铁、维生素和叶酸的食物,比如新鲜水果蔬菜,但要兼顾低磷、低脂和低嘌呤饮食。

除了纠正贫血,日常预防也非常重要。①避免感染:贫血也会造成患者免疫功能低下,容易发生感染,进一步加重病情。所以,在日常生活中,需要采取有效的防护措施,如根据温度变化随时添减衣物,避免感冒;②避免出血:跌倒、外伤或妇科慢性病导致的出血会加重贫血程度,如有失血,及时止血;③加强自我监测:在日常生活中,腹膜透析患者需要加强自我监测,如出现头晕、心悸、气促、黑便等,需要及时与腹膜透析中心联系。对于贫血较严重的患者,应多休息,站起坐下时动作宜缓慢、分步进行,不要突然坐起,防止脑部供血不足发生晕厥。

39. 贫血患者为什么要补铁?

铁是人体健康所必需的微量营养素,是合成血红蛋白的重要原料,铁缺乏会影响血红蛋白的合成,导致缺铁性贫血,影响心血管功能等。腹膜透析患者易出现铁缺乏,主要和以下 3 个因素有关。

• **食欲差,补充不足**　尿毒症代谢产物清除不充分,出现胃口差,甚至恶心、呕吐等症状,会导致富含铁食物摄入减少和丢失。

• **铁吸收率不足,铁离子流失**　大部分腹膜透析患者体内都存在微炎症状态,各种炎症因子的增多会刺激铁调素生成,使铁吸收减少、体内转运和利用受阻。另外,肠道水肿、磷结合剂的使用影响了铁吸收。临床部分患者还存在血小板功能障碍或者慢性失血,这些都会进一步导致铁的丢失增加。

• **铁需求增加**　红细胞生成素的使用增加对铁的需求。

需要特别注意贫血患者补充铁剂时,需要同时检测铁蛋白和转铁蛋白饱和度等铁代谢指标,避免一味地补充铁剂而导致铁过载。

40. 低蛋白血症如何纠正?

腹膜透析患者由于蛋白质摄入不足、丢失增加、透析不充分及个体差异等容易导致营养不良。据统计,腹膜透析患者营养不良的发生率为 18%～75%,其中 8% 为严重营养不良,营养不良与腹膜透析失败及死亡有着密切的关系。因此,应密切监测腹膜透析患者的营养状况,尽可能去除导致患者营养不良的因素,及时纠正营养不良。

• **保证足够的蛋白质摄入**　在透析前,一般会给予低蛋白质饮食,限制蛋白质摄入,减轻肾脏负担。腹膜透析治疗开始后,会有部分蛋白质随腹膜透析液排出体外,导致蛋白质流失,发生腹膜炎时,流失的蛋白质会更多。腹膜透析治疗后,每日蛋白质摄入量应增加到 $1.0～1.2 g/(kg·d)$,其中 50% 以上为吸收利用率高的动物蛋白质,如鱼、虾、肉、蛋、奶等。严重的营养不良患者,可遵医嘱服用 α-酮酸片、蛋白配方制剂或静脉输注白蛋白等纠正营养不良。

• **充分透析**　充分透析可以增加毒素清除,纠正代谢紊乱,帮助胃肠功能恢复,增强食欲。腹膜透析患者需要按照腹膜透析中心规定的要求定期进行腹膜透析充分性评估,并根据评估结果及时调整透析方案,保证充分透析。

• **加强运动**　运动可以增加胃肠蠕动能力,增加食欲,增加营养物质的摄入。

• **提升健康素养**　透析过程中患者应定期接受指导和培训,从而提升患者营养知识水平,提高营养管理能力。

41. 如何发现钙磷代谢紊乱?

由于尿毒症患者钙与磷的吸收、分布、排泄等均出现异常,因此,钙磷代谢紊乱是腹膜透析患者常见的并发症。检查和化验是监测钙磷代谢紊乱的重要手段。通过血液检查、尿液检查、骨密度检查和腹部超声检查,可以全面评估患者钙磷代谢状况,及时发现问题并及时治疗。

- **血液检查** 是监控钙磷代谢紊乱的基础手段。一般每1~3个月检测一次血钙、血磷、甲状旁腺素等指标,腹膜透析患者血清校正钙水平需要维持在2.1~2.54 mmol/L,血磷水平需要维持在1.13~1.78 mmol/L,甲状旁腺激素目标值范围在150~300 pg/mL。血钙和血磷的水平可以反映体内矿物质代谢状况,而甲状旁腺素水平则可以反映钙磷平衡的调节情况。
- **尿液检查** 有尿的腹膜透析患者需要定期检测尿钙和尿磷的排出量,以评估肾脏对钙、磷的排泄能力。通过对尿钙和尿磷排出量比较,可以判断是否存在钙磷代谢紊乱情况。
- **骨密度检查** 可以反映骨骼的矿物质含量,通过骨密度检查可以发现骨质疏松等与钙磷代谢紊乱相关的骨骼问题。
- **影像学检查** 腹部CT、B超检查可以及时发现腹膜纤维化和腹膜钙化等问题。

42. 做检查时可以使用造影剂吗?

随着影像学技术的发展,CT、磁共振甚至超声检查,都可以使用造影剂来增强图像对比、提高诊断率,但部分造影剂可能对腹膜透析患者造成潜在威胁,需要权衡利弊后再决定是否使用。如果造影剂检查获益大于风险,可权衡利弊后进行检查。检查时选择安全性良好的造影剂类型,尽量减少造影剂剂量,大多数腹膜透析患者都可以安全使用造影剂,使用后也无需立即透析或改变原有透析计划。

以下是常见检查所用的造影剂。①CT造影剂:最常用的造影剂是碘造影剂,对于有残余肾功能(每天尿量超过100 mL)的患者,碘造影剂可能导致残余肾功能下降,需权衡利弊后决定是否使用。②磁共振造影剂:最常用的造影剂是钆造影剂。腹膜透析患者使用钆造影剂远期可能会发生肾源性系统性纤维化，表现为全身皮肤和结缔组织纤维化，需权衡利弊后决定是否使用。③超声造影剂：超声造影剂主要依靠包裹微气泡显影，微气泡对肾脏无毒性，腹膜透析患者可以安全使用。

43. 钛接头会对影像学检查有影响吗？

腹膜透析患者经常需要做影像学检查，腹膜透析管上的钛接头无需取下来。常见的影像学检查如下。

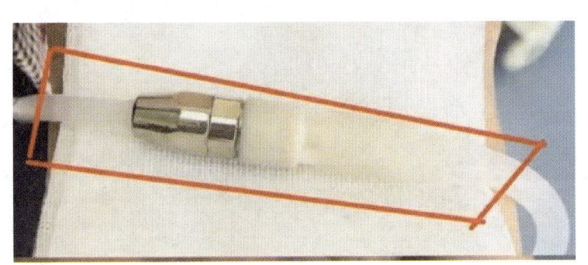

▲ 钛接头

• **X 线检查（就是俗称的拍片子）** 腹膜透析患者在进行 X 线检查的时候并不需要进行特殊准备，钛接头也不需要特殊处置，保证妥善固定。

• **CT 检查** CT 是 X 线检查的"加强版"，它利用 X 线断层扫描所需检查部位，通过计算机重建图像信息可以发现细小病变。进行 CT 检查时，钛接头无需特殊处置，只需妥善固定。

• **超声检查** 超声检查是利用超声波成像进行疾病检测，所以进行超声检查时，钛接头无需特殊处置。腹部超声检查前尽量排空腹腔以减少腹膜透析液干扰，检查时需要在相应部位涂抹胶水样的耦合剂，如果会触及导管出口处，检查结束后需进行出口处护理。

• **磁共振检查（MRI）** 磁共振是利用机器产生的强大磁场引起人体组织内氢质子产生共振，通过计算机成像。所以在进行磁共振时，如果患者身上佩戴或植入磁性金属物质，就可能会被磁场吸附，给患者带来安全隐患。但腹膜透析钛接头并不属于铁磁性金属，可以正常进行磁共振检查，但需要告知检查人员。

44. 胃肠镜、宫腔镜检查及口腔治疗时需要注意什么？

腹膜透析患者在治疗过程中也会遇到其他不适症状需要进行特殊检查，如胃肠镜检查、妇科侵入性检查或口腔治疗，需要提前跟医生说明透析现状，需要注意以下几点。

• **加强评估** 检查前医生都会预先评估，检查血常规、肝肾功能、凝血功能，评估心血管疾病及相关病史，营养状况、配合程度及检查耐受程度，是否使用抗凝药物等。如一般胃肠镜检查前的肠道准备需要服用泻剂，腹膜透析患者可能因大量腹泻导致电解质紊乱，或因摄入过多液体导致容量过多，因此需要密切监测，必要时咨询腹膜透析医生。

• **预防用抗生素** 检查前患者需要在医生的指导下预防性使用抗生素以预防发生腹膜炎。

• **妥善导管固定** 用腰带妥善固定导管，避免在检查过程中牵拉到导管引起出血，甚至感染等。

• **排空腹腔** 胃肠镜、宫腔镜检查前，建议提前引流出腹腔内腹膜透析液以保持"干腹"状态。

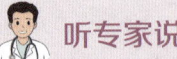 **听专家说**

临床上判断腹膜透析治疗是否成功,需要通过腹膜透析充分性评估作为评判标准之一。2020年,国际腹膜透析协会发布的指南中提出了以目标为导向的透析,透析充分性不单纯看毒素清除指标,还要参考患者自我感觉,包括客观指标与主观感觉。客观指标包括血红蛋白、电解质、铁代谢、营养指标、肝肾功能、炎症水平、甲状旁腺水平、心脏超声等指标;主观感觉包括患者的食欲、容量状况、营养状况、体力恢复、睡眠质量、生活质量、心理状况等。通过上述内容能全面评估透析患者的身心健康状况。腹膜透析患者应与医护团队密切配合,制订目标,定期评估随访,根据结果确定个性化透析处方,及时调整治疗方案,预防相关并发症的发生,最终帮助患者拥有健康而积极的人生。

腹膜透析常见并发症

尽管腹膜透析治疗有很多优势,但在临床治疗过程中也会出现一些并发症,如腹膜炎、导管相关感染、导管功能障碍、疝气等,这些并发症会影响腹膜透析治疗效果及患者生活质量。因此,在腹膜透析治疗的全程管理中早预防、早诊断和早治疗,可降低并发症发生,减少并发症对患者的影响。

45. 腹膜透析常见的并发症有哪些?

腹膜透析常见并发症主要分两大类:感染性并发症和非感染性并发症。

• **感染性并发症** 包括腹膜透析相关性腹膜炎和导管相关性感染。①腹膜透析相关性腹膜炎:腹膜炎分为细菌性腹膜炎、真菌性腹膜炎、结核性腹膜炎和化学性腹膜炎,其中以细菌性腹膜炎最为常见。大多数腹膜炎在及时有效的抗感染治疗下可以治愈,但会对身体造成一定损害。如果治疗效果不好,应考虑拔管,暂停腹膜透析治疗以保护腹膜,待感染治愈后再重新置管恢复腹膜透析。严重或反复腹膜炎,会引起腹膜结构和功能改变,甚至导致无法继续腹膜透析治疗,则需要拔管后永久改为血液透析治疗;②导管相

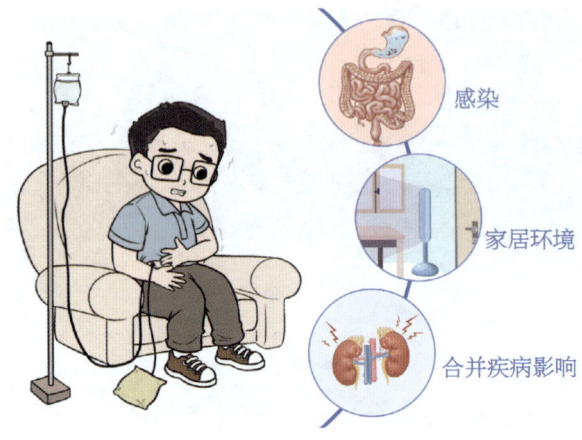

▲ 感染性并发症

关性感染：腹膜透析导管出口感染或隧道感染均属于导管相关性感染。尽管近年来随着置管技术不断改进，导管相关感染发生率有所下降，但仍然是腹膜透析患者治疗失败的常见原因之一。出口处感染表现为腹膜透析管出口处出现脓性分泌物，伴或不伴有周围皮肤红肿。隧道感染通常在有出口感染的情况下发生，表现为皮下隧道外红肿或压痛。导管相关性感染也需要积极抗感染治疗，如果治疗效果不好，同样应考虑拔管暂停腹膜透析治疗。

• **非感染性并发症** 非感染性并发症主要分为六大类。

（1）导管功能障碍：由导管尖端移位、堵塞、扭曲、网膜包裹、腹腔内粘连等所致的腹膜透析管无法实现引流功能，表现为腹膜透析液灌入或流出不畅。一般情况下，腹膜透析管末端在重力的作用下保持在腹腔最低点。而大网膜包裹、肠管挤压等情况可能导致导管位置变化，末端不在腹腔最低点，出现液体进出不畅。这时，可加强活动，改善胃肠蠕动或进行手法复位，如仍无法解决就需要再次手术纠正导管位置。

（2）疝或渗漏：腹膜透析需向腹腔注入腹膜透析液，腹腔压力会随之增高,如果腹腔结构(腹壁、膈肌等)有先天性的薄弱或缺失,就可能出现疝或者渗漏,如腹股沟疝、切口疝、阴囊漏或胸腹漏等。需暂停腹膜透析或改为小剂量腹膜透析,可减轻腹腔压力,部分患者会自行修复。保守治疗无法自行修复的患者,则需要手术修复或改为血液透析治疗。

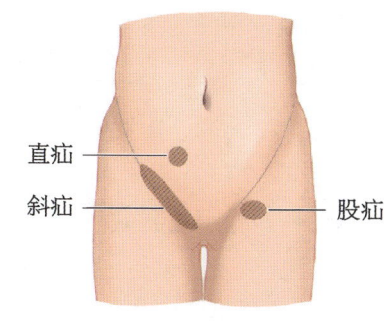

▲ 并发症——疝

（3）糖、脂代谢异常:目前常用的腹膜透析液含有高浓度葡萄糖,腹膜在排毒的同时会吸收部分糖分,糖分被吸收后会以脂肪的形式储存在体内,导致腹膜透析患者对糖脂代谢负荷增大,部分患者甚至可能出现糖尿病和血脂异常。

（4）腹膜功能衰竭:长时间的腹膜透析或反复腹腔感染可导致腹膜纤维化,严重者可进展至腹膜超滤衰竭。2 L 4.25%的腹膜透析液留腹 4 小时后超滤量<400 mL 就可以诊断超滤衰竭。一般来说,随着腹膜透析时间的延长,发生腹膜功能衰竭可能性逐渐增加,需要积极预防。预防的方法包括避免腹膜炎的发生、尽量减少高浓度葡萄糖腹膜透析液的使用等。

（5）心血管并发症:腹膜透析患者中葡萄糖经腹腔吸收,导致糖代谢和脂代谢紊乱,从而增加了心血管疾病的发生率。心血管疾病是腹膜透析患者死亡的首要原因,较一般人群死亡率高 5～25 倍。主要可以纠正的因素包括:高血压、高血脂、糖尿病、吸烟、活动量不足、贫血、低蛋白血症等。

（6）钙磷代谢紊乱:主要表现为高磷、低钙或高钙血症、继发性甲状旁腺功能亢进及血管钙化。通过"3D 降磷"原则来纠正高磷血症:饮食(diet)控制磷摄入、使用药物(drug)结合食物中的磷、充分透析(dialysis)排出多余的磷;通过补钙或降钙,维持血钙水平;通过药物控制血清甲状旁腺素在目标范围,对于药物无法控制的严重甲状旁腺功能亢进患者,建议行甲状旁腺次全切手术。

46. 什么是腹膜透析相关性腹膜炎?

腹膜透析相关性腹膜炎是指患者在腹膜透析过程中,因接触污染、胃肠炎、导管相关感染及医疗操作等,造成致病原入侵腹腔引起的腹腔内急性感染性炎症。患者会出现腹痛、发热、透析液浑浊、超滤量减少等情况,是腹膜透析最常见的并发症,也是腹膜透析失败的常见原因。

一旦发现透出液浑浊、腹痛,甚至发热,首先要考虑可能出现了腹膜炎,要及时联系医护人员,并携带浑浊的透出液尽快到医院就诊。以下 3 条中符合 2 条医生就会诊断腹膜炎。

(1) 透析液浑浊、腹痛、发热、恶心、呕吐。

(2) 透出液(至少留腹 2 小时)常规检查:白细胞计数 $>100\times10^6/L$,且中性粒细胞比例超过 50%。

(3) 透出液培养发现病原体。

一旦确诊腹膜炎就要尽快抗感染治疗,越早治疗效果越好,对腹膜损伤越小。发生腹膜透析相关腹膜炎的常见原因包括:①操作不规范:常发生在腹膜透析换液时,出现未洗手、未佩戴口罩、环境未消毒、碘伏帽与透析液袋复用等不规范的操作,导致病原微生物通过腹膜透析管进入腹腔;②消化道炎症:患者吃油腻、生冷食物以及不洁饮食导致腹泻或长期便秘,肠道屏障功能受损,病原微生物透过肠壁进入腹腔;③导管因素:管道脱落、未定期护理导管出口等导致出口处和(或)隧道发生感染,进而波及腹腔;④营养不良:常表现为血清白蛋白和(或)前白蛋白水平低,使患者免疫力下降,易诱发腹膜炎;

⑤其他：妇科检查、胃肠镜检查、口腔炎症、视力差、意识功能下降等因素都可能导致腹膜炎的发生。

47. 如何避免发生腹膜炎？

对于腹膜透析患者，腹膜炎不仅是严重的并发症，也是导致腹膜透析失败的重要原因，在长期腹膜透析治疗中，要尽量避免腹膜炎的发生，那么如何避免腹膜炎的发生？

• **换液环境要求**　清洁和干燥，换液前紫外线消毒房间，不养宠物或宠物不进入治疗房间。

• **日常操作和护理**　每日患者要在家进行数次换液操作，过程中发生感染风险最高，应做到：①操作前洗手、戴口罩，每次认真检查腹膜透析液和导管完整性，如果腹膜透析液和导管有任何破损，细菌都可能侵入其中，导致腹腔继发感染，所以发现破损后必须丢弃；②操作时无菌连接外接短管与腹膜透析液Y形管，规范的无菌操作能大幅降低腹膜炎的发生率；③操作后观察透出液的清浊程度，及时发现腹膜炎。

• **出口处及导管护理**　做好手卫生及出口处护理，每周出口处换药2～3次，避免发生出口处及隧道感染，妥善固定导管避免牵拉和压迫，每6个月更换一次外接短管。

• **保持大便正常**　便秘和腹泻时肠道细菌可能透过肠壁移行至腹腔，容易引起腹膜炎，应注意粗纤维饮食保持肠道通畅，不吃隔夜剩饭剩菜，保持食物新鲜清洁。

• **侵入性检查前预防**　一些患者在进行肠镜和宫腔镜检查后容易出现感染，所以需要提前使用抗生素预防。

• **改善营养不良**　患者营养不良时，机体抵抗力下降，更易诱发感染，需要关注自身营养状态，通过食物或药物改善营养状况，增加抵抗力。

48. 发生腹膜炎怎么办？

如果发现腹膜透析液浑浊，出现腹痛或体温升高，高度怀疑腹膜炎，应及时与腹膜透析中心联系，告知具体情况并尽快做到以下几点。

- **立即冲洗** 如果腹膜透析液浑浊，首先用1.5%腹膜透析液进行冲洗，直到冲洗出来的腹膜透析液清亮为止，通常需要冲洗2～3次，一般不超过3次，这样可以减少腹膜刺激征，减轻腹痛。
- **尽快就医** 带上第一袋浑浊的腹膜透析废液到医院就诊，进行腹膜透析液常规检查和微生物培养等相关检验。
- **及时经验性用药** 常规培养结果在3～5个工作日才能出来，在结果出来前，一旦确诊腹膜透析相关性腹膜炎，医生会经验性地把针对革兰阴性细菌和革兰阳性细菌的抗生素加入腹膜透析液留腹或静脉使用。
- **规范全程用药** 轻度腹膜炎可以不住院治疗，而严重腹膜炎则需要住院。医生和护士会指导患者怎样将抗生素加入到透析液袋中，规范使用抗生素对治疗腹膜炎至关重要，一般至少需要连续用2周或更长时间。腹膜透析液转清、腹痛消失不代表可以停药，一定要按照医生的要求用药，并定期复查腹膜透析液常规，避免腹膜炎卷土重来。
- **饮食管理** 腹膜炎时会有大量蛋白质从腹膜透析液中流失，相比平时，患者需要摄入更多蛋白质，可适当增加优质蛋白质摄入。同时超滤量可能会减少，要控制水分摄入，避免水肿。

49. 出现透出液浑浊一定是腹膜炎吗？

腹膜炎时腹腔内白细胞增多，透出液看起来会浑浊，但透出液浑浊却不一定是腹膜炎，需要排除以下几种情况。

• **乳糜样改变**　比如透出液看起来像淘米水样，可能是腹腔淋巴系统破坏，淋巴液渗入腹腔所致。透出液检查以淋巴细胞为主，乳糜试验可阳性。腹膜结核、丝虫病、肿瘤、肝硬化等都可能导致。乳糜性腹水本身并不影响腹膜透析进行，但查清病因是关键。

• **纤维蛋白增多**　有时透出液纤维蛋白增多，看起来也会有点浑浊，或出现棉絮样的物质，量大的时候甚至会堵塞腹膜透析导管，可通过挤压腹膜透析液袋或生理盐水加压冲洗疏通腹膜透析管。

• **过敏**　有时人体对腹膜透析液的化学物质轻度过敏，刺激腹腔里嗜酸性粒细胞增多，导致腹水变浑。有些患者甚至也会出现轻微腹痛，但不会发烧，透出液嗜酸性粒细胞＞10%，细菌培养阴性，一般不需要处理。

• **药物相关性浑浊**　这种情况比较少见，与患者服用的钙离子拮抗剂（药名一般叫"××地平"）有关，暂停药物腹水就会变清，此时也不需要处理。

因此，发现透出液浑浊，既不要过于恐慌，也不能麻痹大意。要立即联系腹膜透析护士，带着透出液去医院化验，检查透出液常规，排查是不是腹膜炎，再决定下一步的规范诊疗。

50. 什么是导管相关感染？

出口处感染和隧道感染统称为"导管相关感染"，一般来说腹膜透析导管出口处反复摩擦、导管未妥善固定、意外牵拉以及护理不当是导致导管相关感染的重要因素。

• **出口处感染**　每次换药都要检查导管出口处，观察有没有肿胀、结痂、充血、疼痛，轻轻挤压周围皮肤，观察有无液体流出，如果有以上情况，应该到医院请医护人员检查排除出口处感染。

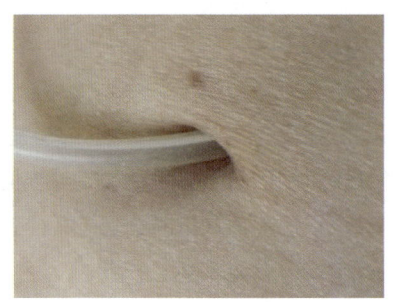
▲ 正常出口处

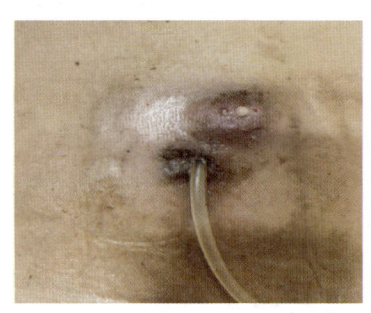
▲ 出口处及隧道感染

• **隧道感染**　一般和出口感染伴随发生，也可独立发生。导管隧道走行处出现红、肿、热、痛，要高度怀疑发生隧道感染。到医院通过分泌物培养、导管隧道超声检查，就可以明确是否有隧道感染。

日常生活中，我们应规范出口处换药操作流程，发生出口处感染时应增加换药次数，局部涂百多邦。要注意观察局部是否有好转，如果未见好转，应及时联系责任护士及医生，在医生护士指导下用药及处理。如果出现全身症状，如体温升高，需要遵医嘱口服或静脉使用抗生素。平时应规律生活，增加营养及运动锻炼，加强自身抵抗力。

51. 什么是导管功能障碍？

腹膜透析置管是通过手术植入腹腔的一根柔软可弯曲的硅胶管，一端在腹腔内，中间一段在皮下，另外一端留在腹壁外侧。这根导管是行腹膜透析治疗的通路，被称为腹膜透析患者的"生命线"。腹膜透析通过导管将腹膜透析液灌入腹腔，间隔一段时间完成物质交换后，再引流出体外。如果腹膜透析液灌入不畅，或者灌入的液体流不出来，被称为导管功能障碍，主要分以下四种情况。

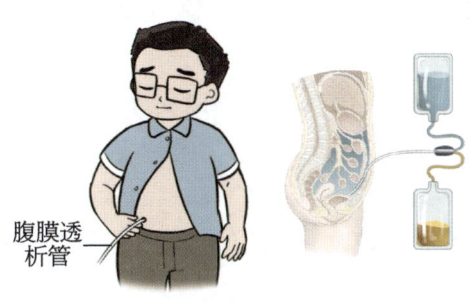

▲ 腹膜透析管

• **漂管** 腹膜透析管的末端应该位于腹腔底部（盆腔），某些原因，如便秘、长期卧床、导管未放置到位都可能导致导管末端漂到骨盆上部，引起腹膜透析液流出速度缓慢或不能完全流出，可通过通便、走路、下楼梯等运动方式帮助导管复位，如运动复位效果不好则需要手术治疗。

• **网膜包裹** 某些患者（尤其是年轻人）网膜功能活跃，或者手术置管位置过高，网膜会包裹导管，导致腹膜透析液灌入或引流不畅，一般需要手术处理。

• **腹腔蛋白、血栓的堵塞** 当腹膜炎或者腹腔出血等病理状态下，可能出现蛋白或血栓堵塞腹膜透析管，引起腹膜透析液进出不畅，一般先在医护人员的帮助下用尿激酶或肝素溶解疏通，不能疏通的需手术治疗。

• **导管扭曲** 多与手术相关，一般在术后即刻出现，置管医生置入导管时应理顺导管，避免扭曲。

52. 什么是容量过多？

容量过多是指体内水分过多，是腹膜透析患者常见的并发症之一，主要表现为体重增加、血压升高、水肿、心力衰竭、胃口差等，长期容量过多可能会导致心脏衰竭，甚至危及生命。容量过多是一个慢慢蓄积的过程，平时多注意以下几个方面，可以及时发现并预防容量过多。

• **体重持续增加** 体重在短时间内持续增加是容量过多的一个重要表现。应每天称量体重，测量时注意测量时间相对固定，穿衣服数量也差不多，空腹或腹腔有腹膜透析液相对固定、称量的秤校准无误差。

• **血压居高不下** 一般目标血压控制在 140/90 mmHg 以下，超过目标值或者比平时的基础血压高，就要考虑是否容量过多。患者应每天测量血压，测量血压时需注意：①血压计应放置在心脏相同高度的桌面；②注意测量条件相对一致，如时间相对固定，每天早晨、每天下午或者每天睡觉前，因为正常情况下，一天中血压也是波动的；③测量部位也要相对固定，因为左右手的血压数值也会有轻微差别；④测量的血压计也最好是同一台，避免机器误差；⑤测量前休息 5～10 分钟。

• **水肿** 一般容量过多，会出现下肢或全身水肿，用手指按压脚踝或小腿前侧数秒，会形成一个"小坑"，不能快速回弹，说明容量过多。

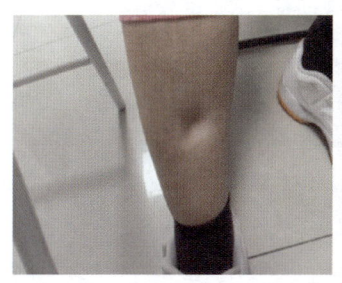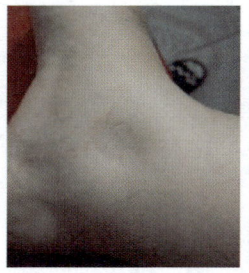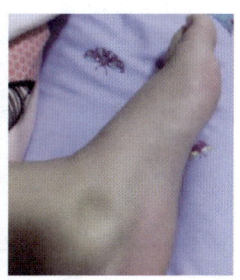

▲ 水肿

• **心力衰竭** 在爬楼梯甚至稍微活动后就感觉胸口闷,呼吸困难,平躺后胸闷加重,坐起稍缓解,可能是容量过多导致的心力衰竭。这时需要赶紧到医院,通过抽血化验、胸部X线、心脏彩超、生物电阻抗等方法来判断患者容量情况。

• **胃口差** 容量过多时,胃肠道也可能处于水肿充血状态,胃肠蠕动变慢,消化吸收能力下降,感觉吃饭没胃口。

53. 腹膜透析超滤不好怎么办?

每次腹膜透析液留腹后流出液量与灌入量的差值就是腹膜透析超滤,如果流出比灌入少,则称为"负超",流出比灌入多,则称为"正超"。腹膜透析超滤是腹膜透析患者排出体内多余水分的重要途径。一旦患者超滤不足甚至负超,就会出现水肿、血压增高等容量负荷增加的表现。超滤减少,首先需要查清原因,才能对症处理。以下是腹膜透析超滤减少的常见原因和处理方式。

• **导管功能问题** 导管堵塞、移位、扭曲可能引起腹膜透析液引流不畅,出现腹膜透析超滤不好的假象。腹膜透析液引流速度减慢,如果进出均不通畅,往往提示存在导管堵塞。如果看到导管中有白色的沉渣,可能是纤维蛋白堵塞导管,可以加压注射腹膜透析液尝试疏通导管,必要时还可以尝试尿激酶溶解纤维蛋白;如果存在腹膜透析管移位,往往表现为腹膜透析液进入腹腔通畅,引流到最后阶段速度减慢,腹部 X 片可以了解腹膜透析管是否出现移位。如果证实存在导管移位,可以通过改变体位、增加活动、促进排便来尝试复位,如效果不理想,则需要手术复位治疗。

• **腹膜功能问题** 腹膜功能下降导致超滤减少,可以通过缩短留腹时间、增加腹膜透析交换次数、使用更高浓度的葡萄糖腹膜透析液或艾考糊精腹膜透析液增加超滤。需注意长期高浓度葡萄糖的使用,可能会增加对患者的腹膜、代谢、体重和心血管系统的不利影响。对于高转运的腹膜透析患者,可以改用自动化腹膜透析治疗。

此外,腹膜透析患者平时要注意适当限制水盐摄入,量出为入。同时保护残余肾功能,每天尿量超过 100 mL 的患者应使用袢利尿剂。

54. 发生腹膜透析液渗漏怎么办?

正常人体的腹腔是一个密闭的腔隙,腹膜透析液灌入后并不会渗漏。但当腹腔存在先天或后天缺损时,腹膜透析液灌入腹腔后就可能通过这些缺陷渗漏到其他部位,如横膈膜缺损时腹膜透析液会渗漏到胸腔,引起胸腹漏;腹壁缺损时腹膜透析液会渗漏到腹壁皮下组织引起腹壁漏;后腹膜缺损会导致后腹膜漏。

• **胸腹漏** 是腹膜透析患者少见但严重的并发症之一,文献报道的发生率为 1.6%~6%。胸腹漏不仅影响透析效果,还可能影响患者的呼吸循环功能,多表现为短时间内出现咳嗽、胸闷、气短,夜间不能平卧,也有患者表现为腹膜透析过程中突然出现胸痛,伴腹膜透析超滤量减少,但也有约25%的患者无明显临床症状,在胸部检查时才偶然发现。

• **腹壁渗漏或后腹膜渗漏** 临床上往往不容易发现,由于渗漏到腹壁或后腹膜引流的腹膜透析液量常低于注入量,常易被误诊为超滤衰竭,需要超声、CT或磁共振检查确诊。

• **管周渗漏** 常发生在腹膜透析管置入术后早期,腹膜透析液沿着腹膜透析管隧道漏出,腹膜透析液灌入后尤为明显。

腹膜透析患者只要出现了渗漏,通常都需要暂停腹膜透析,让局部薄弱的部位得到休息,轻症患者可自然修复,保守治疗无效时则需要外科手术修补。

55. 引流液变红了怎么办?

当患者在家中发现引流的腹膜透析液变为深浅不等的红色(从洗肉水样到深红色的)时,先不必慌张。联系医护的同时,查找是否存在以下原因。

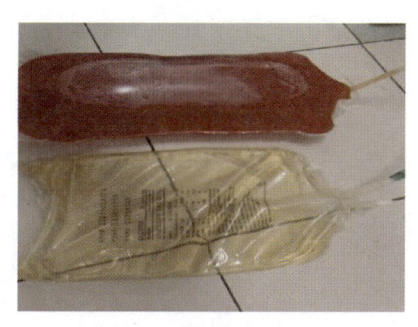

▲ 红色引流液

• **创伤** 如腹膜透析管置入术、剧烈运动、腹部过度用力等导致腹膜上的微血管破裂出血。

• **腹腔内病变** 如胰腺炎、胆囊炎、腹腔脏器破裂、卵巢囊肿破裂、宫外孕、子宫内膜异位、腹腔慢性炎症等。

• **生理性出血** 育龄期妇女在月经期或者排卵期也有可能会出现引流液变红。

那如何预防和处理呢?①诊断:怀疑腹腔病变应及时就医,并做腹膜透析液常规及CT、B超等辅助检查,以明确诊断;②预防:平时避免撞击或剧烈运动,避免牵拉腹膜透析导管;③处理:使用1~2袋未加热的腹膜透析液进行腹腔冲洗(腹膜透析液注入后立即引流出来),观察腹腔引流液颜色,如果颜色越来越浅,则无需特殊处理。如果颜色一直不变浅,需联系医护人员或即刻去医院就诊。

56. 出现腹壁疝还能做腹膜透析吗?

腹壁疝是腹膜透析患者常见的并发症,文献报道发生率为12%~37%。局部腹壁薄弱、采用大容量透析时引起腹内压升高是导致腹外疝的主要原因。临床表现为腹壁局部膨隆,灌入腹膜透析液、站立或咳嗽等增加腹部压力的动作时局部突出更加明显。根据疝的部位可以分为切口疝、脐疝、腹股沟疝等。

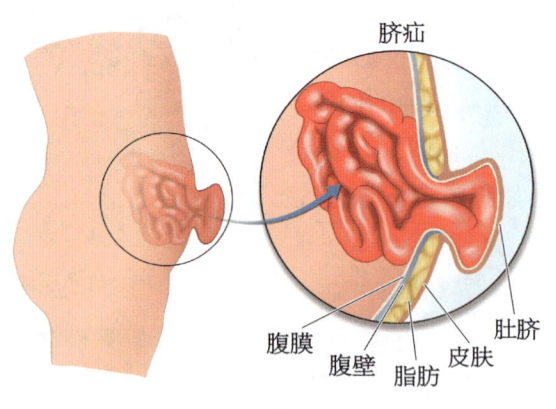

▲ 脐疝

由于腹膜透析患者长期处于腹内压力较高的状态,腹膜透析患者出现腹壁疝后,一般需要外科手术修补才能继续腹膜透析治疗。

修补后可酌情暂停腹膜透析数天,然后根据患者情况卧床采用低容量的自动化腹膜透析过渡,或血液透析临时过渡一段时间。待伤口愈合后就可以恢复腹膜透析治疗,要注意从小剂量开始,逐步递增留腹容量。如果患者太虚弱无法手术或拒绝手术,可以采用疝带并限制活动,采取卧位透析来保守治疗,如症状持续不改善并严重影响腹膜透析时只能改行血液透析。

57. 为什么血磷会升高?

导致腹膜透析患者血磷升高的原因有很多,常见原因如下。

• **排磷能力降低** 患者进入透析期,能正常工作的肾单位不足10%~15%,从尿中排出的磷急剧减少。

• **甲状旁腺功能亢进** 甲状旁腺激素分泌增加,导致骨骼中的磷被大量释放到血液中导致血磷升高。

• **透析不充分** 透析本来对磷的清除有限,如果透析不充分,那就会有更多的磷无法被清除。

• **磷摄入过多** 磷主要通过食物摄入,蛋白质高的食物含磷也比较多,所以在日常选择食物时,根据下表食物磷/蛋白值,尽量选择比值低的食物,这样营养好而且摄入磷少。其次,尽量选择新鲜食物,很多零食或半成品,为了保持口感会使用含磷的添加剂,这些无机磷90%以上会被身体吸收,导致血磷升高。

食物磷/蛋白质值

	量	磷(mg)	蛋白质(g)	磷/蛋白质(mg/g)
磷/蛋白质<5 mg/g				
鸡蛋蛋白	1个,大	5	3.6	1.4

(续表)

	量	磷(mg)	蛋白质(g)	磷/蛋白质(mg/g)
猪皮	100 g	84.66	61.38	1.4
海参	100 g	28	16.5	1.7
罗非鱼	100 g	102.29	22.57	4.5
磷/蛋白质 5～10 mg/g				
火腿	100 g	90	16	5.6
水面筋	100 g	133	23.5	5.7
黄油	100 g	8	1.4	5.7
鸭胸脯肉	100 g	86	15	5.7
羊羔肉	100 g	≈199.88	≈31.75	6.3
金枪鱼,清水罐头	100 g	139	25.51	6.4
火鸡(除去内脏)	100 g	≈211.64	≈28.22	7.5
牛肉酱	100 g	194	25.75	7.5
金华火腿	100 g	125	16.4	7.6
羊肉(肥瘦)(均值)	100 g	146	19	7.7
木耳(水发)(黑木耳、云耳)	100 g	12	1.5	8.0
鸡(均值)	100 g	156	19.3	8.1
黄鳍金枪鱼	100 g	244.56	29.98	8.2
香肠	100 g	198	24.1	8.2
方便面	100 g	80	9.5	8.4
牛肉(肥瘦)(均值)	100 g	168	19.9	8.4
猪肉肠	2 根	44	5.1	8.6
牛肉(前腱)	100 g	181	20.3	8.9

(续表)

	量	磷(mg)	蛋白质(g)	磷/蛋白质(mg/g)
龙虾	100 g	184.6	20.46	9.0
雪糕	100 g	21	2.3	9.1
热狗	1个	97	10.4	9.3
猪肉(瘦)	100 g	189	20.3	9.3
鳕鱼	100 g	223.4	22.93	9.7
苏打饼干	100 g	82	8.4	9.8
磷/蛋白质 10～15 mg/g				
粉皮	100 g	2	0.2	10.0
鲑鱼、红鲑鱼	100 g	276.31	27.28	10.1
蓝蟹	100 g	205.76	20.22	10.2
面包圈	1个	89	8.7	10.2
曲奇饼	100 g	67	6.5	10.3
豆角	100 g	26	2.5	10.4
奶酪汉堡包,快餐	1个	162	15.4	10.5
黄鱼(小黄花鱼)	100 g	188	17.9	10.5
大比目鱼	100 g	284.54	26.69	10.7
金枪鱼,油罐头	100 g	311.58	29.16	10.7
鸡腿	100 g	172	16	10.8
带鱼(白带鱼、刀鱼)	100 g	191	17.7	10.8
虹鳟鱼	100 g	398.59	36.33	11.0
鸡胸脯肉	100 g	214	19.4	11
河虾	100 g	186	16.4	11.3
豆腐(内酯)	100 g	57	5	11.4
草鱼(白鲩、草包鱼)	100 g	2.3	16.6	12.2

(续表)

	量	磷(mg)	蛋白质(g)	磷/蛋白质(mg/g)
对虾	100 g	228	18.6	12.3
猪肉(肥瘦)(均值)	100 g	162	13.2	12.3
面包(均值)	100 g	107	8.3	12.9
豆腐(北)	100 g	158	12.2	13.0
花生酱	100 g	90	6.9	13.0
旗鱼	100 g	336.07	25.4	13.2
黄豆(大豆)	100 g	456	35	13.3
整个鸡蛋	1个,大	84	6.3	13.3
火腿肠	100 g	187	14	13.4
冬笋	100 g	56	4.1	13.7
甜面酱	100 g	76	5.5	13.8
黑豆	100 g	500	36	13.9
明虾	100 g	189	13.4	14.1
豆奶(豆乳)	100 g	35	2.4	14.6
稻米	100 g	110	7.4	14.9
磷/蛋白质 15～20 mg/g				
西瓜(均值)	100 g	9	0.6	15.0
花生(炒)	100 g	326	21.7	15.0
花生	100 g	356.26	23.63	15.1
蛋糕(均值)	100 g	86	15	15.1
磷/蛋白质 20～25 mg/g				
鲜香菇(香蕈,冬笋)	100 g	53	2.2	24.1
牛乳(均值)	100 g	73	3	24.3

(续表)

	量	磷(mg)	蛋白质(g)	磷/蛋白质(mg/g)
磷/蛋白质＞25mg/g				
芋头(芋艿、毛芋)	100 g	55	2.2	25
小米	100 g	229	9	25.4
四季豆(菜豆)	100 g	51	2	25.5
柑橘(均值)	100 g	18	0.7	25.7
巧克力	100 g	114	4.3	26.5
橙	100 g	22	0.8	27.5
饼干,鸡蛋,香肠,三明治,快餐	1 个	562	20	28.1
牛奶,低脂(2%)	29.57 mL	229	8.1	28.3
海带(干)(江白菜)	100 g	52	1.8	28.3
丝瓜	100 g	29	1	29.0
啤酒(均值)	100 g	12	0.4	30.0
葡萄酒(均值)	100 g	3	0.1	30.0
腰果	100 g	490.3	15.17	32.3
中华猕猴桃	100 g	26	0.8	32.5
杏干	100 g	89	2.7	33.0
酸奶(均值)	100 g	85	2.5	34.0
蘑菇(鲜蘑)	100 g	94	2.7	34.8
梨(均值)	100 g	14	0.4	35.0
酱油(均值)	100 g	204	5.6	36.4
银耳(干)(白木耳)	100 g	369	10	36.9
芝麻酱	2 汤勺	220	5.1	43.1
葵花籽	3 汤勺	370	6.2	59.7
液体五脂奶粉	100 g	67.02	1.06	63.3

58. 高磷血症怎么治疗？

对于腹膜透析患者高磷血症的治疗，需要综合考虑患者的具体情况，制订个性化的治疗方案。

• **病因治疗** 针对不同病因进行治疗，保护残余肾功能、保证充分透析、治疗继发性甲状旁腺功能亢进等。

• **饮食控制** 避免高磷饮食，限制每日磷的摄入总量控制在800～1 000 mg。限制摄入高磷食物，如动物内脏、坚果、巧克力等。适当摄入蛋白质，以优质蛋白质为主，如瘦肉、蛋、奶等。

• **降磷药物** 目前临床上常用降磷药物分为含钙的磷结合剂和不含钙的磷结合剂。根据药物在胃肠道作用部位的不用，服用方法也不同。碳酸钙、碳酸镧和司维拉姆需随餐嚼服，也就是嚼碎，如果咀嚼能力差的患者可以将药碾碎；而醋酸钙不可嚼服，直接和饭菜一起吞服，因为醋酸钙在小肠吸收。部分患者在服药期间会出现便秘、胀气等情况，需要及时告知医护人员进行处理。

• **充分透析** 肾衰竭时身体内多余的磷主要依靠透析排出体外，因此，通过调整透析剂量、延长透析时间来达到充分透析，有效清除磷。

• **监测与自我管理** 高磷血症可引起多种并发症，如肾性骨病、心血管疾病等，需加强预防，定期监测，及时调整治疗方案。

降磷药物优缺点及使用方法

种类	常用药物	优点	缺点	使用方法
含钙磷结合剂	碳酸钙 醋酸钙	经济、有效降磷	潜在高钙风险	随餐嚼碎后服用 随餐服用
不含钙磷结合剂	司维拉姆、碳酸镧	不含钙，有效降磷	费用高，胃肠道不适	随餐嚼服后服用

59. 皮肤瘙痒怎么办？

皮肤瘙痒是腹膜透析患者常见的并发症之一，有报道约 2/3 的腹膜透析患者存在皮肤瘙痒，其中 59.8% 为中、重度瘙痒。虽然瘙痒不是一种威胁生命的症状，但严重影响了腹膜透析患者的身心健康和生活质量，部分患者甚至出现焦虑、抑郁、睡眠障碍等。那么，该如何防治皮肤瘙痒呢？

• **做好皮肤护理**　皮肤干燥的患者更易发生瘙痒，因此做好皮肤护理至关重要。高温时做好防晒，皮肤干燥脱屑时，可使用添加剂少的润肤乳锁住皮肤表层水分，减少干燥导致的瘙痒。

• **养成良好的卫生习惯**　不要过度频繁清洁皮肤，破坏皮肤屏障，淋浴水温也不宜过高。糖尿病患者，可先由家人帮忙调试水温，防止烫伤。避免使用碱性强、浓香或含酒精成分的皮肤清洁产品，减少皮肤刺激。

• **衣着宽松、柔软、透气**　尽量避免穿紧身、不透气的化纤衣物，减少衣物对皮肤的刺激。

• **限制高磷饮食**　有研究表明，继发性甲状旁腺功能亢进可致皮肤瘙痒。慢性肾功能衰竭患者由于排磷减少，血磷水平反复升高，血钙水平下降，从而刺激甲状旁腺激素分泌而导致继发性甲状旁腺功能亢进，其中高磷是继发甲旁亢的始动因素，限制高磷饮食可以有效预防或减轻瘙痒症状。腹膜透析患者可以根据"磷金字塔"选择相对含磷少或磷吸收率低的蛋白食物，采用正确的食物烹饪方法（如：水煮弃汤），减少加工食品的食用，根据食物配料表避免食用含"磷"高的食物。

红色（尽可能避免）

绿色（不受限制）

第六层
第五层
第四层
第三层
第二层
第一层

▲ 磷金字塔

第一层：蛋白质、水果和蔬菜（透析患者须谨慎食用水果和蔬菜，以避免摄入过量的钾）、橄榄油等植物油及黄油（超重/肥胖者应限制脂肪，以避免能量摄入过多）、糖（糖尿病患者或肥胖患者应避免使用）、不含蛋白质的食物（如麦淀粉，适用于限制蛋白质摄入但需要较高能量的非透析患者）；

第二层：谷物、豆类及豆制品；

第三层：禽畜肉、鱼肉、奶及奶制品；

第四层：香肠、动物内脏、鱼肉、软质干酪；

第五层：硬质成熟奶酪、蛋黄、坚果；

第六层：含有磷添加剂的饮料和食品。

● **充分透析** 充分透析可以有效预防或减少皮肤瘙痒，不要自行调整透析方案。如果皮肤有瘙痒感，不要抓挠，尤其是腹膜透析出口处及周围皮肤，不经意抓挠可能导致皮肤破损、导管被牵拉，增加皮肤感染、导管出口处感染甚至腹膜炎的发生概率。可以轻轻拍打代替抓挠。严重的瘙痒需要及时就诊，遵医嘱用药。

听专家说

腹膜透析是一项长期的治疗措施,随着治疗时间延长,患者可能会面临各种并发症的威胁。腹膜炎、导管相关感染和功能障碍是最常见的并发症,它们会影响透析的效果,甚至危及患者的生命。此外,出血、营养不良、钙磷代谢紊乱、疝气及水肿等问题也不容忽视。这些并发症不仅影响患者的身体健康,还会严重降低患者的生活质量。因此,对于接受腹膜透析治疗的患者,定期随访和评估至关重要,可以帮助医生及时发现并处理潜在的问题,防止并发症的恶化。积极参加再培训、再教育等活动也非常重要,这些活动可以帮助患者更好地了解自己的病情和治疗方案,提高自我管理和预防意识。通过积极预防、早发现、早治疗各种并发症,更好地控制病情,提高治疗效果。

随访和自我管理

腹膜透析治疗是一个漫长的治疗过程,要做好"长期作战"的准备。在这个过程中,规律随访对于腹膜透析患者而言十分重要,能让患者及时了解自身病情变化,确保治疗的有效性,还有助于发现潜在的并发症,尽早采取干预措施,防止病情恶化。患者的自我管理能力和依从性也需要在随访中得到评估和指导,确保操作正确,降低并发症风险,提高患者生活质量。

60. 腹膜透析患者如何安排日常生活?

腹膜透析的优势和特色就是"居家"治疗,不需要频繁往返医院,患者能够合理安排日常生活,减少对正常生活的影响。

• **坚持工作和学习** 工作和学习有助于促进身心健康,提高生活质量。同时,学习新知识、新技能也能帮助患者更好地应对生活中的挑战。保持积极向上的心态,与病友分享经验,互相鼓励,共同进步。在安排工作学习时,应考虑透析时间,避免过度劳累。

• **适当运动** 适度的运动可以改善心肺功能、增强肌肉力量、促进胃肠蠕动、控制血压和血糖,有助于提高身体的免疫力。但运动时需注意:①运动前固定好导管,穿着透气干净的衣物,是否需要放空腹膜透析液,可以提前跟医务人员沟通,给予个性化指导;②运动期间会有汗液的流失,注意适当饮水,确保出入的平衡;③运动后请及时淋浴并完成出口处护理。

• **外出旅游** 旅游可以让患者放松身心,远离日常压力,有助于缓解焦虑和抑郁情绪;旅游可以让患者结交新朋友,增加人际互动;还可以增添生活乐趣,陶冶情操。旅游的注意事项详见第96问。

• **建立融洽的夫妻生活** 身体条件允许情况下正常性生活有利于增进夫妻感情,维持和谐的家庭关系。性生活前引流出腹腔内透析液,减少活动时腹部所受的压力,同时合理固定导管,避免移位,事后再灌注新鲜透析液继续治疗即可。

• **养成良好的生活方式** 注意戒烟、禁酒,避免熬夜及过度劳累,注意个人卫生,勤洗澡、勤换衣物。

61. 居家腹膜透析治疗如何做好自我管理?

居家腹膜透析患者做好自我管理对于保证治疗的有效性和安全性至关重要。以下是详细的自我管理建议。

• **建立健康生活习惯** ①饮食管理:保持均衡饮食,摄入足够的优质蛋白质,同时控制盐、糖和脂肪的摄入,以减轻肾脏负担;②规律作息:确保每天有足够的休息,适当参与户外活动;③心理调适:学会调节情绪,避免焦虑、抑郁等不良情绪。

• **遵循透析方案** ①严格规范操作流程:按照医护人员指导的更换透析液流程进行操作,遵守无菌原则,防止感染;②观察记录:每次透析后,观察透析液的颜色、透明度及导管出口和腹部情况,记录所有异常情况;③及时调整方案:如有任何不适或问题,及时联系医生,调整治疗方案。

• **居家透析环境与安全** ①清洁与消毒：保持居家环境整洁，定期对透析所用的物品进行消毒，确保饲养的宠物不能进入换液区域；②避免污染：确保腹膜透析换液时接口重要部位不被污染；③防止意外：将透析相关物品放置在安全、方便取用的地方，避免儿童或宠物接触。

• **身体状况监测** ①体重管理：每日监测体重，保持稳定。如有异常增减，应立即就医；②定期自检：检查腹部及导管出口处，确保无红肿、渗液等现象；③症状观察：留意身体状况，如出现持续的腹痛、呕吐、发热等症状时，应及时就医。

• **与医护团队的沟通** ①定期复查：定期到医院进行复查，确保治疗的有效性；②病情交流：如有疑问或发现任何异常情况，及时与医生或护士沟通；③参与病友交流：加入病友群或参与相关活动，分享经验，互相支持。

• **学习腹膜透析相关知识** ①参加培训课程：积极参与医院或社区组织的腹膜透析培训课程，提高自我管理能力；②获取心理支持：了解心理调适的方法，减轻治疗带来的心理压力，必要时咨询医护人员。

62. 如何做好每日腹膜透析记录？

每日透析记录是医护人员了解居家腹膜透析治疗最客观、最直接的数据资料，同时也可以监督患者更好地执行腹膜透析治疗处方及自我管理，那需要每天记录哪些内容呢？

• **基本信息** 包括日期、体重、血压及尿量。

• **腹膜透析治疗情况** 记录每次使用的腹膜透析液种类、浓度、灌入量、留腹时间及引流量。

- **腹部状况观察**　记录腹部尤其是导管出口处是否有肿胀、疼痛、渗液等情况。
- **饮食与运动**　记录每日的饮食和运动情况,分析营养摄入和身体活动对治疗的影响。
- **其他特殊情况**　如果有水肿的患者,详细记录每天水分摄入情况,包括饮水量、汤、水果、蔬菜等;调整降压药期间,降压药服用情况,不同时间段的血压值;有无睡眠障碍、皮肤瘙痒情况、双下肢不自主抽动、乏力、胃口不好,糖尿病患者的血糖,自动腹膜透析机报警等情况。

腹膜透析记录表

日期/体重/血压	次数	换液时间	腹膜透析液浓度(%)	灌入量(mL)	引流量(mL)	超滤量(mL)	尿量(mL)	饮水量(mL)
___年___月___日 体重(kg): 血压(mmHg): 高压: 低压:								
	合计							
	其他特殊情况:							

63. 如何做好腹膜透析相关物品管理?

腹膜透析治疗时会用到一些物品,主要包括紫外线灯、腹膜透析液加热袋、口罩、无菌棉签、碘伏消毒液、纱布或无菌贴膜(约 8 cm×8 cm)、洗澡保护袋、碘伏帽等。规范的腹膜透析物品管理,可以减少腹膜透析相关并发症、预防腹膜炎。居家腹膜透析用物管理规范主要包括以下几个方面。

• **储存与清洁**　腹膜透析相关用物应存放在干燥、阴凉的地方,避免阳光直射和潮湿环境,各类物品应分类存放,标识清楚。

• **定期检查与更新**　定期检查腹膜透析用物的有效期。按失效期先后使用,确保使用安全。过期的物品应及时处理,不得使用。同时,按需购买,不要一次性购买量过大,造成浪费。

• **不重复使用**　使用一次性物品如碘伏帽、贴膜时,应确保其包装完整无破损,用后及时丢弃,不得重复使用。

• **使用医用级别物品**　出口处换药所用的棉签、纱布、敷料有清洁级别和无菌级别,需要到正规药店购买一次性无菌用品。应注意超市里购入的棉签多为清洁级,只能用于化妆或清洁耳朵等,不能用于出口处换药。

• **使用小包装用品**　无菌物品一旦开启,就有被污染的风险,超过一定时间也算过期。因此,建议大家购买小瓶的消毒液(如60 mL)(开瓶后 7 天过期),购买 10~20 根/包的棉签(开封后 24 小时过期)。

• **与医疗团队沟通**　一次性物品购买如有任何疑问,可与医疗中心沟通,以得到专业的指导和支持。

64. 如何订购和储存腹膜透析液,需要注意什么?

腹膜透析液属于处方药品,需要由医生根据患者腹膜透析方案开具处方。治疗处方包括腹膜透析液的种类、数量,付费后登记患者

的家庭地址、电话及送货日期即可,会有专人送货上门。在订购和储存腹膜透析液时需注意如下几点:

• **储存环境安全** 腹膜透析液应存放在温度适宜(10～30℃)、洁净、通风、干燥的地方,避免阳光直射。尽可能将透析液集中放置,堆放不宜超过5层,注意防潮,不直接接触地面及墙壁,并将有效期较近的腹膜透析液放置在最上面或最前面,以便先行使用。开箱后的透析液放置于原包装箱内,并及时处理用完的空箱。储藏过程中,避免靠近尖锐的物品刺伤腹膜透析液袋。打开包装后,如发现腹膜透析液有杂质或配件破损,或怀疑有其他质量问题时,请将该物品保留,切勿丢弃,立即与医院、送货人员或厂家联系。

• **留有"安全储备"** 充足的腹膜透析液储备是保障腹膜透析治疗顺利进行的前提,一定要具备安全储备的意识,以应对处方更改、气候恶劣或者其他原因导致腹膜透析液短缺,避免无"液"可用。要保证家里腹膜透析液至少有5～7天用量的"安全储备",如果动用了要及时补充。

65. 腹膜透析患者可以洗澡吗?

腹膜透析患者可以洗澡,但需要注意一些细节,以确保安全和卫生。

首先,在腹膜透析置管后,伤口还没有完全愈合前建议不要洗澡,因为这个阶段容易感染。在此期间,可以用湿毛巾轻轻擦拭身体,避免弄湿伤口和敷料。

当伤口愈合后切忌在家或公共浴池泡澡,可以在家进行淋浴,但淋浴时要注意:①淋浴前,需要做好出口处的护理,用温水和中性肥皂清洁出口处周围皮肤,尤其是肚脐,然后用无菌棉签或纱布擦干。

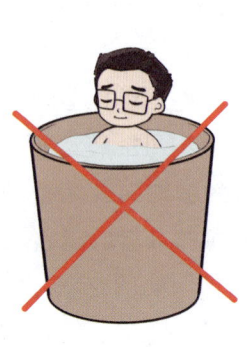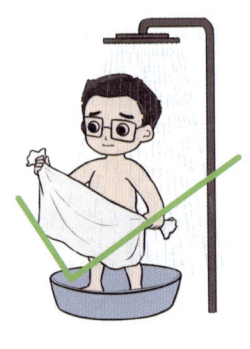

▲ 腹膜透析患者选择淋浴

②淋浴时,借助洗澡保护袋或肛门造瘘袋将腹膜透析管牢固地固定在皮肤上,防止滑脱或扯动。同时,确保腹膜透析管和外接短管保持干燥。③淋浴时间不宜过长,每次以 15~30 分钟为宜,长时间的淋浴可能会感到疲惫、眩晕缺氧,从而影响健康。④洗完澡后,务必检查出口处是否有红肿、疼痛或分泌物异常等迹象,一旦出现异常应及时就医。⑤在洗澡频率方面,也不宜过高,过于频繁的淋浴会破坏皮肤的天然屏障,导致皮肤干燥、瘙痒等症状。在保持个人卫生的同时,也要注意保护皮肤健康。

66. 常用药物及注意事项有哪些?

任何透析方式都不能完全代替肾脏功能,腹膜透析患者还需要长期的药物治疗。在定期门诊随访时,医生会根据患者的情况开具或调整治疗药物。常见药物如下。

• **纠正贫血药物**　贫血患者需要根据情况选用促进造血的药物,分为针剂和口服药物两种。促红细胞生成素针剂可以皮下注射或静脉注射,但需要冷藏储存,使用期间需要密切监测血常规、血压,且不适于合并肿瘤的患者。口服的抗贫血药使用方便,但有少数患者出现胃肠道反应;同时,还要补足造血原料:铁剂需餐时或餐后服用,减少胃肠道刺激,忌与茶、抗酸药同服。叶酸和维生素 B_{12} 根据需要补充。

• **降压药**　需要密切监测血压,漏服或随意改变剂量均可导致不良后果,缓释剂及控释制剂一定要吞服,切勿嚼碎或掰开服用。

• **磷结合剂**　综合患者钙、磷和甲状旁腺素水平选用含钙磷结合剂或非含钙磷结合剂。详见第 58 问降磷药物。

• **利尿药**　每天尿量超过 100 mL 的腹膜透析患者应长期、间断服用利尿剂以保护残肾功能,控制容量。

• **降糖药物**　腹膜透析合并糖尿病患者,根据进食情况及血糖变化调整降糖药物剂量。如腹部皮下注射胰岛素需避开腹膜透析导管出口及皮下隧道,防止损伤导管。随身携带巧克力或糖块,以备出现心慌、冒冷汗等低血糖反应时食用。

• **通便药**　便秘会引起肠道压迫腹膜透析管导致引流不畅,甚至肠内细菌进入腹腔导致腹膜炎。若患者出现大便不畅,应在医生指导下服用通便药和(或)益生菌。

另外,腹膜透析患者切忌自行服药,一些退烧药、止痛药、抗生素等均可能损伤残存的肾脏功能或药物蓄积导致中毒。透析患者所需的药物种类繁多,应在专科医生指导下使用。为方便管理,可按照药物用途分类存放,注意查看药品有效期,防止药品过期,影响治疗效果。可设置闹钟提醒自己按时服药。总之,药物是一把双刃剑,需要遵医嘱正确用药。

67. 居家腹膜透析期间出现哪些情况需要立即就医?

居家腹膜透析除定期随访外无需反复往返医院,一般情况在患者掌握腹膜透析治疗自我管理知识后可自行处理,但出现以下几种情况则需立即就医。

- **疑似腹膜炎** 出现透出液浑浊、腹痛、发热等腹膜炎症状,应自行冲洗至透出液变清,立即带上最早发现浑浊的整袋腹膜透析液来医院就诊,不要拖延,否则轻者腹膜受损,重者要拔管改为血透,感染控制不住甚至危及生命。
- **出口处有脓性分泌物** 按压时导管隧道或出口疼痛、有硬结或皮肤红肿热痛,出现其中任何一种都可能是导管相关性感染,要立即就医,否则细菌极易沿透析导管侵入腹腔形成腹膜炎。
- **引流不畅** 若出现透析液进出的单向/双向障碍或引流液量明显减少,在排除便秘、管路受压或扭曲后仍无改善时需立即就医。
- **外接短管不慎脱落或导管破损** 应立即用蓝夹子夹闭靠身体一侧导管,同时用无菌纱布包裹破损或脱落处,避免细菌进入腹腔,然后立即就医,不可自行处理。
- **出现漏液** 出现双联管路破裂、连接短管闭合不良、腹膜透析管破裂及腹壁漏等情况,均需立即就医,让专职人员进行处理。
- **引流液颜色异常** 正常情况下呈透明浅黄色,若出现红色、乳白色、棕褐色等异常颜色时需及时就医,查明原因,对症处理。女性月经期间出现红色腹膜透析液可能与子宫内膜异位症有关,一般无需特别处理。
- **呼吸困难** 出现血压过高/过低、水肿、体重短期内增加过多,伴随胸闷气喘等症状时,应警惕是否出现急性心衰、胸腹漏等情况,请立即到医院就诊。
- **疝气** 发现腹部局部膨隆,形似小灯泡样时,站立或注入透析液时更明显,需立即就医排除或治疗疝气。
- **其他** 不能解决的突发情况及不适症状,都应该第一时间与腹膜透析专职人员联系,必要时立即就医,切勿拖延。

68. 自动化腹膜透析治疗有哪些注意事项？

自动化腹膜透析治疗（APD）可以个性化设置透析处方，在预防腹膜炎、改善生活质量及远程监控随访上体现明显的优势，相信在不远的未来，用机器代替手工，会成为越来越多尿毒症患者的选择。自动化腹膜透析治疗的优势很多，但选择自动化腹膜透析需要注意以下几个方面。

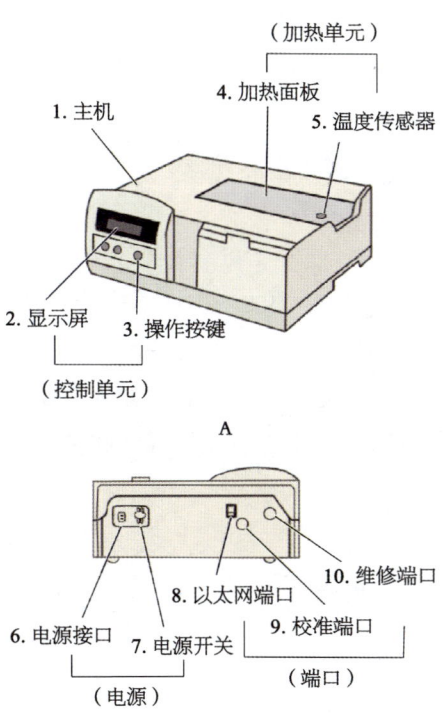

▲ 自动化腹膜透析机

• **透析前注意事项** ①需在医护指导下制订透析方案,不得自行更改透析处方;②APD 机器摆放在合适的位置,备好治疗需要的物品;③保证透析的环境清洁,上机前必须对房间进行空气消毒半小时,关闭门窗,操作时需戴好口罩,严格洗手,使用一次性擦手巾擦干双手;④在上机前需先排空大小便,并且在日常生活中保持大便通畅,防止导管移位,影响治疗效果;⑤做好 APD 治疗设施评估,防止透析治疗过程中意外断电导致机器受损,治疗程序错误等带来的危害。

• **透析中注意事项** ①按照标准操作步骤,不可自行省略或者跳过某步骤,造成机器报警或操作不当影响治疗效果;②透析过程中关注自己是否有身体不适,如腹痛、腹胀等,APD 机报警时,需明确并纠正报警原因,排除报警原因后,可根据治疗需要,调整机器报警阈值,以避免频繁报警;③观察管路有无折叠、扭曲,保持管路通畅,可通过适当调整体位来避免出现管路受压等情况影响正常治疗;④无特殊情况,不要中途停止治疗。

• **透析后注意事项** ①在治疗结束时无菌操作断开所有管路下机,及时关机断电;②对所使用的一次性治疗管路及透析液袋进行合理处置,卡匣式管组和碘伏帽等一次性耗品不可重复使用,避免引起腹腔感染等并发症;③做好 APD 机器的清洁与维护工作,以便下次使用;④遇到问题及时与医护人员或工程师联系。

69. 自动化腹膜透析机报警有哪些情况?

自动化腹膜透析机根据设置好的处方,自动进行腹膜透析液交换留置等操作,直到治疗结束。治疗过程中偶尔会发生报警,并在屏幕上显示报警原因。一些常见的报警患者可自行解决或在工程师的远程指导下按照提示解决。如果不能解决的,需及时中断机器治疗,改手动方式进行。常见的机器报警有以下几种情况。

• 灌入量不足　检查管路是否打折、受压、堵塞,确定开关处于打开状态。检查处方设置量是否大于实际腹膜透析液灌入量,补充袋腹膜透析液量是否充足。

• 超滤量不足　①APD管路扭折或管夹未打开:检查管路,确保管夹打开,解除扭折。②机器最低引流量设置过高:最低引流量是指每次引流至少要达到注入量的百分比,一般设置为85%或更低。如果未达到,机器会发出报警,如:单次注入2L,最低引流量为70%,如果引流量<1.4 L时,机器就会报警"引流量不足"。③重力型APD机器位置过高:调整机器的高度,APD机器位置不高于患者平卧高度30 cm以上。④其他:包括导管功能不良、腹膜透析相关机械性并发症、腹膜超滤功能衰竭、血糖过高等。需要及时就诊,改善超滤或调整机器设置。

• 温度过低或过高　①加热时间不足或腹膜透析液位置摆放不正确,未能完全与加热面板充分接触,也会导致报警。需要正确放置腹膜透析液,使之与加热面板充分接触。环境温度较低时,可利用空调等调整室温至20~23℃。②APD机器设置错误或故障,检查机器的参数设定,将温度设定在(37±1)℃范围内。

70. 自动化腹膜透析机发生紧急情况如何处置?

自动化腹膜透析机治疗中常见的紧急情况分为患者和机器两个方面,针对具体问题采取有效的解决对策,可以保障治疗的顺利进行。

• 发生腹胀、腹痛,疑似过量注入　发生腹胀、腹痛,疑似过量注入时,应先立即停止腹膜透析机器治疗并查找原因,常见原因有:

①注入量设置过高，超过患者耐受的上限，需遵医嘱调整透析方案，减少每个周期的灌入量；②引流不完全，残留腹膜透析液较多，需检查管路位置是否良好；③腹膜比较敏感，尤其是刚开始透析的患者，可调整为潮式透析模式或改手动治疗。

• **治疗过程中如厕**　治疗中禁止断开管路，以免增加感染机会。建议在购买设备的同时配备移动推车。对于有蓄电功能的机型，若洗手间距离较远，可以临时断开电源，移动推车进入卫生间，并确保机器蓄电时间内（各机器蓄电池保障时间不同）尽快恢复供电，按设备提示继续执行治疗；对于无蓄电功能的机型，须保证治疗过程中持续供电。必要时，连接机器前床边备好尿壶、便盆或便携式坐便器等。

• **治疗阶段供电中断**　首先查找供电中断的原因，包括电源线两端连接不紧密、停电、机器电源开关被关闭。半小时内恢复供电，机器可自动重新开始治疗，机器报警按消音键即可。如中断电力时间过长，系统不能恢复继续治疗，则应进行手工换液。无法纠正的供电障碍，需联系工程师。

• **机器故障导致治疗中断**　APD机在治疗过程中因硬件、程序或其他故障导致治疗不能继续进行，如不能自行处理解决，应暂时改为手工换液，并尽快联系腹膜透析中心寻求解决方法。

71. 自动化腹膜透析机如何远程监控患者居家治疗情况？

随着5G、云技术的发展，具备远程监控功能的自动腹膜透析机应运而生，并已在国内开始使用。通过远程监控自动化腹膜透析机，医护人员能够通过网络实时管理居家腹膜透析患者治疗情况。通过网络，机器将采集的腹膜透析治疗数据，如灌注量、留腹时间、引流时间、引流量、超滤量等自动上传至云端,医护人员借助电脑或智能手机查看可视化图表,了解患者的治疗情况。远程监控 APD 实现了信息预警、治疗分析、在线随访等,减少了医患沟通成本,能及时发现问题,及时远程调整透析方案,减少并发症发生并提高透析充分性;患者可以避免频繁去医院就诊,提高患者生活质量和生存率,帮助患者回归正常生活。

治疗模式/时间（时:分）	周期数	注入量（毫升）	注入时间（小时:分钟）	留置时间（小时:分钟）	引流时间（小时:分钟）	引流量（毫升）	超滤/周期（毫升）
标准模式/12:00	4	2,300	---	2:25	---	---	---
实际治疗方式详细							
时间标识（小时:分钟:秒）	周期	注入量（毫升）	注入时间（小时:分钟）	留置时间（小时:分钟）	引流时间（小时:分钟）	引流量（毫升）	超滤/周期（毫升）
17:56:51	0 周期引流	---	---	---	0:10	2,132	---
18:08:00	夜间周期 1	2,300	0:12	2:25	0:13	2,532	232
20:59:37	夜间周期 2	2,299	0:09	2:25	0:15	2,543	244
23:54:36	夜间周期 3	2,299	0:09	2:33	0:15	2,567	271
02:53:19	夜间周期 4	2,300	0:08	2:31	0:15	2,546	250
05:48:24	最末袋注入	2,300	0:09	---	---	---	---
周期总数							
12:00	---	11,500	0:48	10:01	1:10	12,331	999

* 总注入量（毫升）包括最后注入量,而总引流量（毫升）包括0周期引流量。

周期配置文件

对于紧挨在一起发生的事件,使用缩放功能查看。建议参考上面的事件表,了解治疗期间时间和事件的详情。

▲ 自动化腹膜透析远程监控界面

听专家说

腹膜透析代替肾脏清除体内多余的水分和代谢废物，不仅维持患者生命，还为患者提供更灵活的生活方式。其治疗能否成功很大程度上依赖于患者或照护者主动参与治疗过程，承担自我管理者的角色。管理内容包括居家治疗操作、并发症及危急状况识别与应对、选择适当的生活方式等。通过培训，患者对腹膜透析以后生活的管理能力不断提高，最终目的就是回归社会，这也是腹膜透析有别于血液透析最突出的优势。同时，腹膜透析患者们并非孤身作战，一旦开始治疗后就加入了腹膜透析肾友的大家庭，需要时刻牢记腹膜透析中心和责任护士的联系方式，以便能及时获得医护人员的帮助和指导，按时门诊随访，积极参加线上、线下各种形式的腹膜透析肾友会，不断接受医护人员再评估、再培训，同时保持积极乐观的心态，增强战胜疾病的信心。

特殊人群腹膜透析

腹膜透析患者中有一部分特殊人群,如儿童、老年人、多囊肾病患者等。由于身体状况的特殊性,这些患者在接受腹膜透析治疗时需要更多的关注和护理。

72. 儿童采用腹膜透析有哪些优势?

儿童选择腹膜透析治疗较成人具有一些独特优势。

- **家庭治疗的便利性** 儿童在家庭熟悉的环境中进行腹膜透析治疗,给孩子足够的安全感,避免儿童在医院透析带来的恐惧,方便家长更好地照顾和监测孩子的情况,可以边治疗、边学习、边玩耍,有利于孩子的身心健康。
- **对生长发育的影响较小** 儿童的生理特点与成人不同,单位体重的腹膜面积是成人的 2 倍,有效透析面积大,选择腹膜透析可以更好地控制和改善病情,减少肾脏病对儿童生长发育的影响。
- **治疗费用低** 从长远角度来看,腹膜透析通常总体治疗成本较低,腹膜透析治疗使用设备及操作相对简单,可减少治疗费用。
- **更好地融入社会** 透析会占用一部分生活、学习和其他活动的时间。学龄儿童如选择自动化腹膜透析,不仅可以减少反复手工换液带来感染的风险,还可以利用晚间休息时间透析,不耽误白天的正常学习和生活,尽可能回归学校和融入社会,将疾病的影响降到最低。

73. 儿童腹膜透析需要注意什么?

儿童腹膜透析需要进行个体化的治疗和管理,综合考虑儿童的生长发育、营养需求、心理和社会适应等各方面因素,为儿童提供全面、细致的护理和支持。除了像成人一样做好腹膜透析换液操作、避免腹膜炎、居家环境卫生等要求外,还需要注意以下内容。

• **腹膜透析治疗**　医生会根据患儿体表面积,计算透析剂量,从低灌注量开始,每天交换 12~24 次,1~2 周后逐渐将交换剂量增加,每天交换 5~10 次。

• **掌握操作技巧**　年幼的儿童无法像成人那样熟练掌握透析设备或换液操作。医护人员会耐心指导,确保照护者或能自行操作的儿童掌握正确的操作技巧,同时也可以通过游戏等方式增加趣味性,提高儿童的积极性。

• **妥善固定导管**　腹膜透析导管是腹膜透析患者的生命线,除妥善固定导管和常规出口处护理外,应考虑儿童好动的天性,可根据不同年龄段特点及其需求,自制棉质、不同大小舒适的儿童版导管固定带。时刻固定好导管,避免上学或者玩耍时导管被牵拉到。

• **保持规律作息和运动**　运动有助于患儿结交玩伴,增强自信心。强化肌肉及耐力锻炼心肺功能,保持理想体重,保证睡眠放松心情,病情允许可以酌情外出旅游。

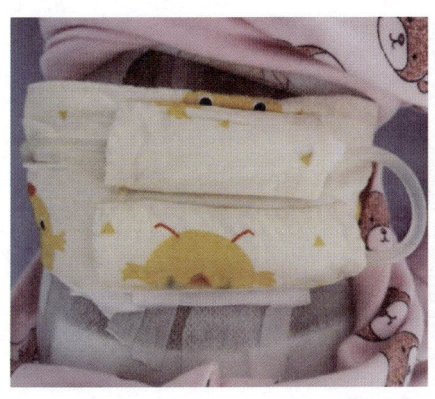 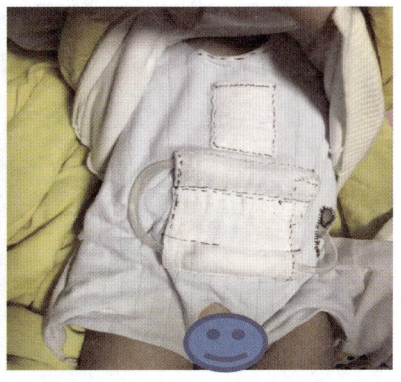

▲ 妥善固定腹膜透析管

• **定期检查与监测** 由于儿童的生理特点与成人不同,需要更加频繁地进行身体检查和监测。定期检查可以帮助医生更好地了解儿童的病情变化,以便及时调整治疗方案。

• **心理支持** 腹膜透析可能会给患儿带来一定的心理压力,照护者需要给予足够的支持和鼓励,帮助其克服不安和恐惧。对患儿多鼓励、多交流、多肯定,对于疑虑要耐心解答。利用宣传手册、微信群、公众号、App 等平台,掌握腹膜透析相关知识,加强对疾病的了解,增加与疾病斗争的信心。

照护者在患儿进行腹膜透析的过程中起着至关重要的作用。需要关注孩子的病情变化,为孩子提供良好的生活环境和心理支持,同时配合医生的治疗方案,帮助孩子顺利完成腹膜透析。

74. 腹膜透析儿童患者,营养发育管理方面需注意什么?

腹膜透析患儿处于生长发育期,对营养的需求较高。应给予高热量、优质蛋白、少盐少糖低脂,避免摄入高磷食物(动物内脏、蛋黄等),不同年龄腹膜透析儿童所需热量和蛋白质摄入量见下表。

0～18岁婴儿、儿童和青少年热量和蛋白质推荐摄入量

月龄	热量[kcal/(kg·d)]	蛋白质[g/(kg·d)]	蛋白质(g/d)
0	93～107	1.52～2.5	8～12
1	93～120	1.52～1.8	8～12
2	93～120	1.4～1.52	8～12
3	82～98	1.4～1.52	8～12
4	82～98	1.3～1.52	9～13
5	72～82	1.3～1.52	9～13
6～9	72～82	1.1～1.3	9～13
10～11	72～82	1.1～1.3	9～15
12	72～120	0.9～1.14	11～14

年龄	热量[kcal/(kg·d)]		蛋白质[g/(kg·d)]	蛋白质(g/d)
—	男	女		
2	81～95	79～92	0.9～1.05	11～15
3	80～82	76～77	0.9～1.05	13～15
4～6	67～93	64～90	0.85～0.95	16～22
7～8	60～77	56～75	0.9～0.95	19～28
9～10	55～69	49～63	0.9～0.95	26～40
11～12	48～63	43～57	0.9～0.95	34～42
13～14	44～63	39～50	0.8～0.9	34～50
15～17	40～55	36～46	0.8～0.9	男:52～60;女:45～49

腹膜透析患儿应定期进行生长和营养状态评估,其内容包括:①每日监测容量状态、血压、体重、皮肤状况;②每月评估仰卧位身长/站立位身高、头围、体重指数、牙齿;③每三个月抽血化验白蛋白、前白蛋白、尿素氮、肌酐等;④定期采用3天前瞻性膳食日记方式进

行膳食评估;⑤全程进行人体测量(生长参数和人体成分分析)、膳食评价、生化指标测定。2～18岁儿童的身高、体重应以同性别、同年龄和同种族人群进行比较,其标准见下图。

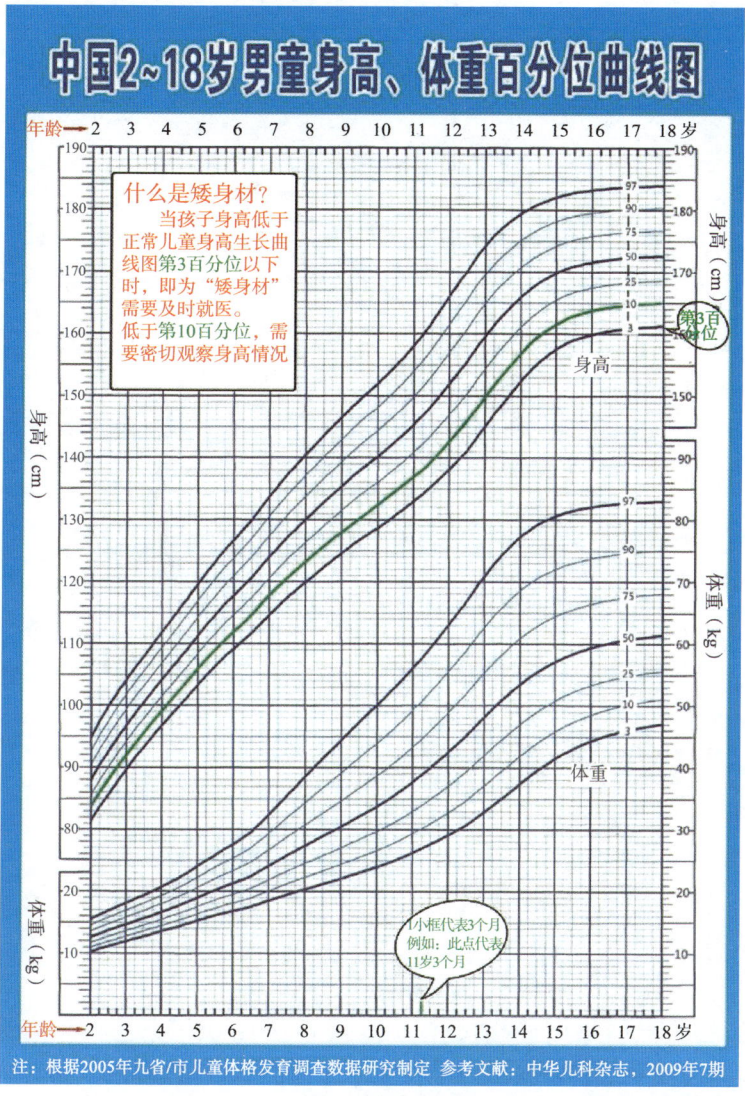

▲ 中国2～18岁男童身高、体重百分位曲线图

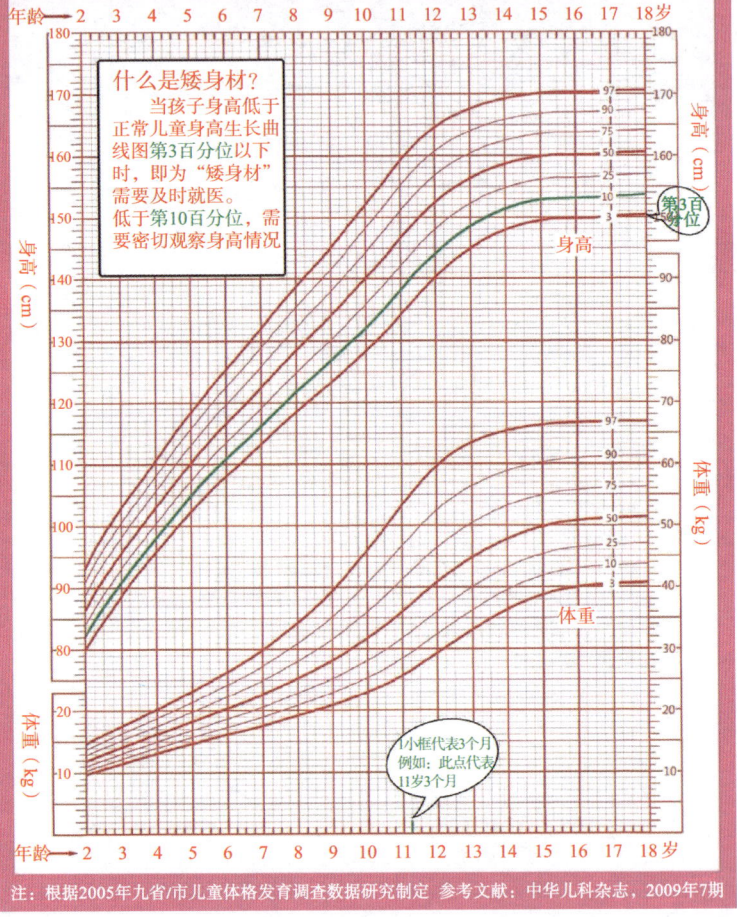

▲ 2～18岁女童身高、体重百分位曲线图

结合其膳食评估,动态调整其营养方案,促进其更好地生长发育,当改善一般营养状况而生长速率无提高者,可以在医生指导下使用生长激素。

75. 老年患者采用腹膜透析有哪些优势？

相较于血液透析方式，腹膜透析在老年人群中有独特的优势。

首先，是对残余肾功能的保护作用。即使已经进入了透析阶段，相当一部分患者的肾功能也并没有完全消失殆尽，而这些残肾功能对改善患者预后具有重要作用。腹膜透析对肾脏的血液供应影响小，对残肾功能的保护作用更强。这对于老年人来说尤为重要，老年人的肾脏功能已经相对较弱，腹膜透析有助于减缓肾脏功能的进一步恶化。

其次，可以更好地保护血管。许多老年人因血管硬化或血管损伤，能够用于血液透析的血管相对有限。而腹膜透析不需要利用血管，不仅减少了穿刺的痛苦和血管损伤的风险，还有助于保护老年人有限的血管资源，如未来需要血透治疗，可预留另一条"生命线"。

最后，居家腹膜透析可以给老年患者带来更自由的生活作息和娱乐安排，也可减少路途的往返时间，从而减轻患者和家庭的负担。老人在熟悉的家中自主地进行透析治疗可改善情绪，提升自我感觉。

总之，对于老年人来说，腹膜透析是一种安全、有效的透析方式。但是，老年人进行腹膜透析治疗也具有特殊性，应该与医生充分沟通，制订个性化的透析方案。

76. 老年患者腹膜透析需要注意什么？

• **定期检查评估及时调整治疗方案** 老年患者心血管疾病并发症比例高，研究显示高龄、糖尿病、葡萄糖透析液的使用和液体负荷过度等因素均会增加心血管疾病的风险。因此,老年腹膜透析患者更要注意定期监测血压、血糖、血脂、容量状况等相关指标,积极治疗继发性甲旁亢等合并症,避免不当使用含钙的磷结合剂,降低心血管疾病的发生和进展。

• 加强营养　　老年人新陈代谢减慢,消化吸收功能下降以及疾病和药物的影响等因素,导致老年腹膜透析患者更容易出现营养不良的情况。因此,需要注意定时监测营养指标,预防和积极治疗相关合并症,合理制订透析处方、加强蛋白质的摄入,做好营养支持。

• 加强药物管理　　由于年龄及疾病的原因,老年患者记忆力下降,同时服用药物品种繁多,要重视药物的管理。可以借用闹钟、记录本、分药盒等办法提醒按时、按点、按量服药。要按照医生的处方服药,避免自行增减药物或停药。同时,也要注意药物的副作用和相互作用。

• 加强运动管理　　适当的运动可以帮助老年腹膜透析患者增强体质,提高免疫力。但要注意运动的强度和时间,避免过度运动。建议选择适合老年人的运动方式,如散步、太极拳等。

• 提高安全意识　　老年人应预防意外事件的发生,尤其是长期服用降压、利尿以及助眠等药物的老年患者,要做好安全防护,避免碰撞、跌倒等。

• 积极预防腹膜炎　　老年腹膜透析患者的腹膜炎发生率相对较高,这与活动少、抵抗力差等多种因素有关,发生感染时发热等症状也可能不明显,容易被忽视延误治疗。老年腹膜透析患者如出现认知障碍、视力下降、动手能力下降或更换照护者时,要及时联系医院进行重新培训。

• 定期筛查肿瘤相关检验指标　　虽然腹膜透析本身并不会增加肿瘤风险,但尿毒症患者的肿瘤发病率高于一般人群。因此,在定期评估检查时,别忘了筛查肿瘤相关指标。

• 需要更多的家庭及社会支持　　对于认知下降、自理能力差的老年患者,需要更多的社会及家庭成员的支持,确保治疗的长期有效开展。针对老年人年龄的特异性,自动腹膜透析可以减轻老年患者和照护者的负担。

77. 多囊肾病患者可以做腹膜透析吗?

常染色体显性多囊肾病是一种遗传性疾病,其特征是肾脏出现无数囊肿,50%的患者到50岁时肾功能会严重受损,当进展至终末期肾衰竭时,必须依靠透析才能维持生命。多囊肾病患者增大的肾脏占据了腹腔空间,这些患者是否能选择腹膜透析呢?

研究表明,多囊肾病腹膜透析治疗的疗效及预后与其他患者相似,腹膜炎等并发症的发生风险也不会额外增加。如果多囊肾病患者双侧肾脏体积不是特别大,没有显著的腹腔压力增高的话,可以和其他肾病患者一样首选腹膜透析治疗。而且和血液透析相比,腹膜透析治疗不需要使用抗凝药,囊肿出血发生率明显降低。腹膜透析还有很多的好处,比如更好地保护残肾功能、更平稳地清除毒素等。因此,对于多数多囊肾病患者来说,腹膜透析是一种安全有效的长期肾脏替代治疗方式。

综上所述,多囊肾病患者可以做腹膜透析。但是如果多囊肾病患者的囊肿较大或数量较多,会导致腹腔容积减少,影响透析效果。此时,应与医生共同制订合适的治疗方案,可在腹膜透析和血透之间进行治疗方案调整,以获得最佳的治疗效果和生活质量。

78. 多囊肾病患者腹膜透析要注意什么?

• **监测血压** 多囊肾病患者普遍合并高血压,尤其是极少数多囊肾病患者合并颅内动脉瘤,血压过高可能导致动脉瘤破裂脑出血。因此,患者应密切观察血压的变化,规律服药,记录 24 小时出入量等,血压控制不佳时及时就医调整治疗方案。

• **预防疝气发生**　多囊肾病患者行腹膜透析时,增大的肾脏和(或)肝脏占据部分腹腔空间,腹腔空间变小,灌入同样的腹膜透析液更易出现腹压增高,增加疝气发生的风险。可以在开始启动腹膜透析时,采用小剂量灌注低浓度葡萄糖腹膜透析液的透析方案,控制灌注量,逐渐加量;腹膜透析液留置期尽量保持平卧位,降低腹内压和减少渗液;同时保持大便通畅,避免提重物、剧烈咳嗽等导致腹压增高的情况。

• **安排好日常生活**　避免感冒,预防各种病原体的感染,多囊肾病患者容易出现囊肿感染或囊肿出血,此时应卧床静养,及时就诊,有效抗感染、止血;养成良好的生活习惯,戒烟戒酒,注意劳逸结合,可进行适当运动,禁止剧烈活动,避免挤压、碰撞,以免引起囊肿破裂。如出现腹痛、腰痛等不适症状应及时就医。

79. 糖尿病肾病患者腹膜透析要注意什么?

对于糖尿病导致的肾脏衰竭患者,在进行腹膜透析时应注意以下几点。

• **密切监测血糖**　目前,常用的腹膜透析液类型为含葡萄糖的腹膜透析液,根据腹膜透析液葡萄糖浓度不同分 1.5%、2.5% 或者 4.25% 的腹膜透析液,浓度越高,含葡萄糖的量越多,吸收入血的葡萄糖越多。糖尿病患者开始透析时和透析过程中,较透析前会出现血糖升高。此时,应该密切监测血糖,合理选择适宜的腹膜透析液、调整降糖药物、控制水盐摄入、在营养师指导下调整饮食等。

- **生活方式调整**　科学饮食、规律运动、良好睡眠等健康的生活方式是控制血糖、改善代谢，也是改善预后的重要方式。可以在营养师、运动康复师的指导下，积极安全地调整饮食，遵循低糖、低脂、高蛋白的饮食原则，控制总热量，避免高糖和高淀粉类食物的摄入；积极参与体育活动，不吸烟、不酗酒。
- **降低腹膜炎发生率**　糖尿病患者抵抗力下降，腹膜炎的风险高于一般人群。因此，在日常护理中，需要注意腹膜透析换液及出口处消毒严格无菌操作。
- **治疗药物调整和使用**　不要擅自增加或调整用药，因为临床上有很多药物，包括部分糖尿病药物都需要通过肾脏代谢，所以必须在医师的指导下规范用药。
- **选择新型腹膜透析液**　葡萄糖腹膜透析液可能会加重糖尿病患者代谢紊乱等问题，一些新型腹膜透析液，如氨基酸腹膜透析液、艾考糊精腹膜透析液等不含葡萄糖，不仅在血糖控制方面发挥好的效果，在保护腹膜方面也更有效果，对改善糖尿病腹膜透析患者长期生存率起到一定作用。

80. 肝硬化患者可以腹膜透析吗？

肝硬化合并终末期肾病的患者在临床中并不少见，理想的方法是肝肾联合移植，但是受限于器官资源紧缺、费用高昂，至今，透析仍然是治疗这类疾病的重要方法。现有研究提示与非肝硬化透析患者相比，肝硬化透析患者的感染性并发症、机械性并发症的发生率、营养状况等没有显著差异，患者可以根据自身情况选择透析模式。

由于腹膜透析治疗不需要使用抗凝剂（减少出血风险）、对血液动力学影响较小、延缓残肾功能下降、居家治疗减少肝炎传播、葡萄糖透析液可提供额外能量，同时还可以治疗腹水等优势，腹膜透析被越来越多的肝硬化患者所接受。

因此，在日常护理中，肝硬化腹膜透析患者应与非肝硬化腹膜透析患者一样，做好腹膜透析换液、出口消毒等无菌操作，保证用药依从性，减少并发症，改善营养状况，调整生活方式，定期随访，与透析团队保持密切互动。当合并大量腹水时，可以采用小剂量灌注低浓度葡萄糖腹膜透析液的透析方案，控制超滤量，逐渐加量；腹膜透析液留置尽量保持平卧位，降低腹内压和减少渗液。

听专家说

随着腹膜透析技术的不断发展，腹膜透析的应用范围也在不断拓展。除了常规的尿毒症患者，腹膜透析也开始应用于其他特殊人群和疾病的治疗。对于儿童、老年以及身体虚弱、不能耐受血液透析等患者，腹膜透析已然成为了一种安全有效的治疗选择。此外，对于糖尿病肾病、多囊肾病、肝硬化等特殊疾病，腹膜透析技术也具有独特优势。对于所有选择腹膜透析的患者来说，根据每个患者的情况制订个性化的治疗方案，才是保证治疗效果和患者安全的关键。相信随着技术的不断发展和进步，腹膜透析将为更多的患者提供更加安全有效的治疗保障。

饮食与运动

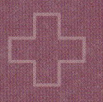

俗话说"民以食为天""生命在于运动",任何疾病的治疗和康复都与饮食和运动密切相关。合理的饮食可以保证患者获得足够的营养,增强机体免疫力和抵抗力,减少并发症的发生。适当的运动可以帮助患者增强肌肉力量和心肺功能,提高身体素质,缓解抑郁心情,增强自信心和适应能力,改善患者预后。腹膜透析是居家治疗,饮食及运动的自我管理尤为重要,那么需要注意哪些呢?

81. 腹膜透析患者饮食需要注意什么?

腹膜透析患者由于肾功能减退,对毒素和水分的清除能力下降,如摄入过多易造成容量过多(表现为高血压、水肿、心衰等)或毒素过多(表现为肌酐、尿素氮、血钾、血磷等增高);另一方面由于腹膜透析治疗时造成营养物质的丢失,如果摄入过少就会造成营养不良。因此,腹膜透析患者的饮食管理非常重要,在水、盐、蛋白质、钙、磷、钾、热量等摄入时都有讲究。

• **适当补充优质蛋白质** 由于在腹膜透析过程每日有 5～15 g 蛋白质从腹膜透析液中丢失,合并腹膜炎时,蛋白丢失的量会更多。蛋白质的摄入遵循两条原则:①选择优质蛋白如鸡蛋、牛奶、瘦肉等,这些蛋白质人体利用度高,更容易被人体吸收,它产生氨及尿素等代谢废物较少,能够减少肾脏的负担,这些"好"的蛋白质,被称为"优质蛋白"。另一类蛋白质是植物蛋白,被称为"非优质蛋白质",不仅人体吸收少,且产生毒素较多,不建议摄入;②控制蛋白质摄入总量推荐蛋白质的摄入量为 1.0~1.2 g/(kg·d),且优质蛋白占 50%以上。

- **合理限制水盐** 水分摄入量与患者的残肾功能、尿量及临床症状相关,饮水量可以通过观察自己有无水肿、透析间期体重有无增加予以调整。对于残肾较好,尿量正常的患者可不必严格限制水的摄入;对于少尿或无尿的患者,如果没有容量过多,可根据前一日尿量+超滤量+500 mL 作为当日的水分摄入量;如已经出现体内水分过多,则需严格限水。要严格控制盐的摄入量,一般应控制在 3~5 g/d,水肿或高血压时应限制在 2~3 g/d,甚至更低。避免进食高钠食物,如咸菜、咸蛋及各种腌制品。

- **限制磷的摄入** 磷摄入过多会导致和加重肾性骨病、皮肤瘙痒等问题,建议每天磷的摄入量应控制在 800~1 000 mg 为宜,具体低磷饮食详见第 87 问。

- **维持正常血钾** 腹膜透析液不含钾,腹膜透析时钾离子会从腹膜透析液中流失。在进食不足或呕吐、腹泻等额外丢失情况下,腹膜透析患者容易出现低钾血症。而透析不充分或某些药物也可能导致高钾血症,因此要注意监测血钾。血钾轻度降低时可选择吃一些含钾高的食物,如黄色类的水果(如橘子、香蕉之类)及根茎类的蔬菜(如土豆、芹菜、菠菜)等。严重低钾患者需要通过腹腔或静脉补充。对于高钾患者,要根据其病因及严重程度选用降钾治疗,并控制钾摄入。无论低钾、高钾,均需在医生指导下尽早处理并及时复查。

- **减少糖的摄入** 腹膜透析液中含有大量葡萄糖,对腹膜透析合并糖尿病患者饮食要更严格限制糖的摄入并调整降糖治疗方案。

- **补充维生素**　腹膜透析过程中,水溶性维生素、B族维生素和维生素C易随透析液排出体外,导致体内维生素缺乏。因此,患者应多食新鲜水果和高膳食纤维的蔬菜,以补充丢失的维生素。必要时药物补充,需注意脂溶性维生素很可能会蓄积,不能盲目补充。
- **注意饮食卫生**　饮食如果不卫生不仅会引发肠胃炎,而且还容易诱发腹膜炎,忌食隔夜、生冷、不新鲜食物。尽量做到饮食多样化、均衡搭配,这样才能吃得健康、吃得科学。

82. 腹膜透析患者营养不良的危害有哪些?

营养不良是腹膜透析患者普遍存在的并发症之一,也是导致透析患者其他并发症和死亡的主要原因之一。我国腹膜透析患者营养不良发生率为11.7%~47.8%,营养不良的危害主要包括以下几点。
- **免疫力下降**　营养不良会导致患者免疫力下降,更容易受到各种感染的威胁,包括腹膜炎、肺炎等。
- **心血管疾病风险增加**　蛋白质和脂肪等营养素对心血管系统具有重要作用,营养不良会使心血管系统正常结构和功能遭到破坏。导致心血管疾病,严重者可出现心力衰竭,增加住院率和死亡率。
- **肌肉消耗和体重下降**　由于腹膜透析患者需要足够的营养来维持体内的糖、蛋白质和脂肪等物质的平衡,营养不良可能导致体重下降,肌肉消耗,影响患者的生活质量。
- **引起或加重贫血**　腹膜透析患者因营养不良导致患者体内的蛋白质、铁、叶酸、维生素B_{12}等造血原料减少,引起或加重贫血。
- **加重骨骼疾病**　腹膜透析患者营养不良可能会影响钙和磷的

代谢,引发或加重慢性肾脏病矿物质与骨代谢异常。

• **内环境紊乱** 腹膜透析患者营养不良时,机体摄入的电解质减少,使机体内环境发生改变引起低钾、低镁等情况。

83. 腹膜透析患者如何做好饮食记录?

合理饮食能使腹膜透析患者既维持良好的营养状态、保持水平衡及钙磷代谢正常,又能享受美好的生活。那么,如何评估腹膜透析患者每天吃的够不够,吃的是否营养又健康呢?做好饮食记录非常重要,能让患者更清楚地知道自己摄入食物的种类,每天摄入的营养是否足够,是否存在某些元素的摄入过多等,也有助于医生、护士、营养师等根据饮食日记反映的问题进行针对性的饮食指导。

三天饮食日记(见下表)是进行饮食记录的常用方法。三天饮食记录就如其名,就是完整的记录三天的饮食,但记录哪三天大有学问!建议最好是2个工作日和周末中的一天。如果患者同时进行24小时尿液尿素检测,评估腹膜透析的充分性或营养,则建议从送检尿标本或腹膜透析标本的前3天开始记录(假如患者是4号来医院送检24小时尿液,则记录1号、2号、3号的饮食)。

需要认真记录从起床到睡前所有摄入食物的名称、生重和烹饪方法,包含早餐、中餐、晚餐及加餐(尤其不要忘记油、盐、水)。固体食物用克(g),液体食物用克(g)或毫升(mL)表示。特别要注意记录的食物不能是一道菜的名字,而应该把这道菜中的每个成分分别记录。例如"西红柿炒鸡蛋",要记录:西红柿50 g、鸡蛋50 g、油5 g、盐0.5 g等,不要写西红柿炒鸡蛋100 g。

除了纸质版的饮食日记外,如今还有很多手机小程序具有记录饮食的功能。建议腹膜透析患者养成定期记录饮食的好习惯,这样就能吃得更健康,透得更有效。

三天饮食日记

项目 餐次	进餐内容	主食		蔬菜 (g)	水果 (g)	鱼/禽/ 畜(g)	蛋类 (g)	奶类 (g)	豆类 (g)	油脂 (g)	坚果 (g)	酒类 (g)
		米(g)	面(g)									
早												
早餐合计(g)												
午												
午餐合计(g)												
晚												
晚餐合计(g)												
其他												
其他合计(g)												

84. 如何估算蛋白质摄入量？

腹膜透析患者中营养不良极为常见，为什么呢？首先，若透析不充分，毒素蓄积，便会影响食欲，使蛋白质的摄入量减少。第二，腹膜透析时会造成电解质、蛋白质等营养物质的流失。第三，透析过程中出现的感染易使患者处于高分解代谢状态，还有代谢及激素分泌紊乱等，这些原因都会引起透析患者的营养不良。所以，我们要求腹膜透析患者要适当增加蛋白质的摄入量。但是，过高的蛋白质摄入量也会加重肾脏负担。所以蛋白质也不是盲目增加的，一般建议腹膜透析肾友的蛋白质摄入量，为每天每千克体重 1.0～1.2 g，其中 50% 以上须为优质蛋白质。例如，一个体重 60 kg 的腹膜透析患者，每天蛋白质的摄入量应该保持在 60～72 g，其中优质蛋白质应该在 30～36 g 以上。那么，具体换算到食物，60 g 的蛋白质是多少食物呢？哪些食物属于优质蛋白质呢？

这里教给大家一个简便的方法，估算自己每天蛋白质的摄入量。我们可以把食物分成九大类（见下表），包括油脂类、坚果类、肉蛋类、瓜果蔬菜类、谷薯类、豆类、淀粉类、绿叶蔬菜类、低脂奶类。同类食物的重量、能量和蛋白质含量是相似的。例如肉蛋类中的一两肉和一个鸡蛋都是 50 g，含有 90 kcal 热量和 7 g 蛋白质。为了方便大家估计每种食物的蛋白质含量，我们把这九类食物根据蛋白质含量分成三大块，分别为几乎不含蛋白质（0～1 g）、中等量蛋白质（4 g）和优质蛋白质（7 g），例如 10 g 油、200 g 瓜果蔬菜、50 g 淀粉类食物都只含有不到 1 g 蛋白，这些几乎不含蛋白质的食物，是我们补充能量的主要来源。而 50 g 肉、35 g 豆类以及一瓶奶都含有 7 g 左右的蛋白质，而且这些食物都属于富含必需氨基酸的优质蛋白质，是我们补充优质蛋白质的主要来源。根据这份食物蛋白质含量表,我们就能轻松地估算自己每天摄入蛋白质的量是否足够、合理。

食物蛋白质含量

几乎不含蛋白质 (0~1 g)	中等量蛋白质 (4 g)	优质蛋白质 (7 g)
油脂类 (10 g, 90 kcal)	坚果类 (20 g, 90 kcal)	肉蛋类 (50 g, 90 kcal)
瓜果蔬菜 (200 g, 50~90 kcal)	谷薯类 (50 g, 180 kcal)	豆类 (35 g, 90 kcal)
淀粉类 (50 g, 180 kcal)	绿叶蔬菜 (250 g, 50 kcal)	低脂奶类 (240 g, 90 kcal)

注:括号中标注的是每份食物的重量和热量。

85. 腹膜透析患者如何控制水分?

对于腹膜透析患者而言,控制水的摄入量是至关重要的,因为它直接影响到透析的效果和患者的健康状况。下面介绍几个控水小妙招:

• **了解每日所需的水分**　腹膜透析患者每天需要的水分因人而异,取决于个人的体重、尿量、运动量以及天气等因素。建议咨询医生或护士,了解每日建议的水分摄入量。

• **避免摄入过多水分**　除了控制直接喝水,还避免摄入富含水分的食物、水果等。主食最好以含水较少的为主,改掉喝粥、汤或吃汤面的习惯。使用带刻度的水杯,将每天允许的液体总量分次喝,养成每次小口饮水习惯。储备一些冰块,口渴时含服,以减少水的摄入量。

• **规律饮水**　建立规律的饮水习惯,定时定量饮水。尽量避免一次摄入大量水分,以免影响透析效果。可以制订一个饮水计划,将一天所需的水分分配到各个时间段。口渴是水分不足的信号,当感到口渴时,应及时补充水分。但请注意,尽量避免在睡觉前饮水,以免影响睡眠和增加夜间透析的负担。

• **记录饮水情况** 记录每天的饮水量和排尿量,这有助于您更好地了解自己的水分摄入情况,并及时调整。

• **合理烹饪** 烹饪时尽量以清淡为主。无高血压患者摄入食盐量<6 g/天,合并高血压者食盐量<3 g/天,否则难以抗拒大脑中枢发出的"喝水"指令。避免食用含钠高的味精、酱油、蚝油等各种调料和熟食,可使用洋葱、蒜、芥末、鲜柠檬等刺激性强的食物当调味品。少吃加工食品比如各种熏制、腌制、烘烤及罐头类的食品,尽可能选择含钠少的新鲜食物。

• **寻求专业帮助** 如果觉得难以控制水分摄入,可以向医生或护士寻求帮助。他们可以为您提供更具体的建议和支持。

总之,腹膜透析患者需要密切关注水分摄入情况,通过合理的饮食和饮水习惯来控制水分摄入。同时,与医生或护士保持沟通,以便在需要时获得专业的指导和支持。

86. 腹膜透析患者出入量如何计算?

对于腹膜透析患者来说出入量达到平衡是透析充分的重要指标之一。出入量都包括什么,如何计算,这些都是患者最关心的问题。简而言之,一切从外界进入身体的物质都属于入量,从身体排出的所有物质都称之为出量。

• **入量** ①饮食:一日三餐饮水量、水果、点心等固体食物含水量、口服液体药物量;②液体:所有进入身体的液体,如腹膜透析液、输液、输血等;③内生水:约 300 mL。

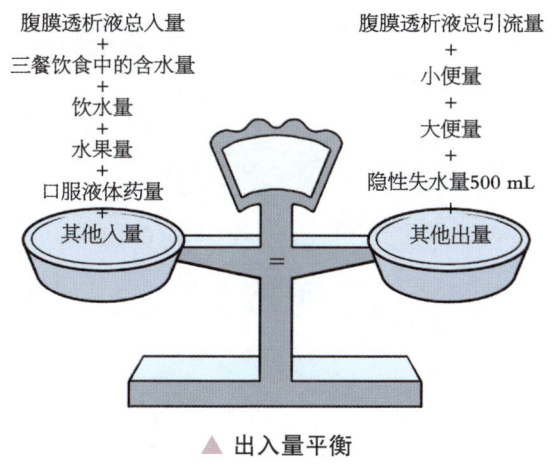

▲ 出入量平衡

24 小时入量＝三餐食物含水量＋饮水量＋水果量＋口服液体药量＋其他入量

• **出量** 包括隐形失水和显性失水两部分。①隐性失水量也就是自然状态下体表蒸发和排除的汗液约 500 mL，如体温比正常体温每增加 1 ℃，24 小时的失水量增加 100 mL。②显性失水量：腹膜透析超滤量、尿量、大便、运动后汗液量、呕吐物、各种从身体引流出来物质或液体，如胸腔积液以及伤口渗出液等，运动后的汗液量可根据运动强度、时间计算排出量。

24 小时出量＝腹膜透析超滤量＋尿量＋大便量＋隐性失水量 500 mL＋其他出量

食物含水量计算

食物种类(g)	水分占比	含水量计算举例
粥类、新鲜蔬菜、新鲜豆腐、水果类	90%	100 g 粥含水量＝100 g×90%＝90 g
新鲜肉类、蛋类、豆腐干、鱼虾类、冰淇淋、酸奶	80%	100 g 肉含水量＝100 g×80%＝80 g 100 g 蛋含水量＝100 g×80%＝80 g

(续表)

食物种类(g)	水分占比	含水量计算举例
五谷类、藕、山药	70%	100 g 红薯含水量＝100 g×70%＝70 g
各种熟食	50%	100 g 烤鸭含水量＝100 g×50%＝50 g
面食类	30%	100 g 面条含水量＝100 g×30%＝30 g
各种干货、点心类、肉松	10%	100 g 木耳含水量＝100 g×10%＝10 g

87. 血磷高的患者饮食需要注意什么？

既往研究表明，40%～60%透析患者存在高磷血症。高磷血症会并发肾性骨病，包括骨痛、骨折、骨质疏松及肌无力等，高磷血症还会促使皮肤软组织和心血管钙化，导致急性心血管并发症等。高磷血症患者要在保证蛋白质摄入量的前提下控制磷的摄入，充分认识生活中各类食物的磷/蛋白比值，并在生活中加以应用。

• **吃前煮一煮更健康**　巧妙的烹饪技巧是降低磷负荷的有效途径。水煮可以有效减少食物中磷、钾、钠、嘌呤等的摄入，吃前煮一煮，可以让磷含量减少，蔬菜减少 51%、豆类减少 48%、肉类减少 38%。

• **禁忌食品添加剂**　磷作为食品添加剂、防腐剂中的主要成分，广泛存在于日常生活中，在购买包装食品时需要仔细阅读"营养成分表"。平时应避免食用加工食品，如罐头、果汁饮料、香肠、咖啡、奶茶、碳酸饮料、啤酒以及鸡精、咖喱粉、芝麻酱等调味品。

• **限制摄入蛋白质总量**　控制蛋白摄入是腹膜透析患者限制磷

摄入的有效方法,但低蛋白质饮食可能造成营养不良。应在蛋白质与磷摄入之间寻求平衡,即在确保蛋白质摄入量足够时,摄入磷越少越好。不可为了维持营养状态而一味追求高蛋白质饮食,也不可为了控制血磷而一直采取低蛋白质饮食。

• **选择磷/蛋白质比低的食物**　限磷饮食要求每日磷摄入不超过 800～1 000 mg,要选择蛋白质丰富并且磷含量又低的食物,这样既可以保证足够的蛋白摄入,又不容易引起高磷血症。比如:鸡蛋蛋白、肉以及豆腐非常适合高磷血症患者食用。而动物内脏包括肝脏类、香肠、鱼籽、蟹黄及蛋黄等食物磷蛋白比值较高,应尽量避免食用。

88. 尿酸高的患者饮食需要注意什么?

尿酸为嘌呤代谢的最终产物,高尿酸血症是嘌呤代谢障碍引起的代谢性疾病。人体约 20% 的尿酸由食物所含的嘌呤分解产生,因此要控制高嘌呤饮食摄入。

• **避免高嘌呤肉类**　红肉(猪牛羊等)、各种海鲜以及加工肉、动物内脏、浓肉汤等,这些食物富含嘌呤,导致高尿酸血症发病风险增加。

• **避免含糖高的食物**　果糖摄入会导致尿酸升高,避免食用果糖含量高的水果(无花果、榴莲、枣等)、奶茶、饮料等。

• **戒酒**　酒精会增加尿酸生成和分泌,降低尿酸清除。高尿酸血症患者应戒酒,尤其是啤酒。

• **选择合理烹饪方式**　嘌呤是一种水溶性物质,将嘌呤高的肉类水煮弃汤,蔬菜豆制品等先焯水再烹饪,这样可以有效减少嘌呤的摄入。

89. 便秘与腹泻对腹膜透析有什么影响？

对于腹膜透析患者来讲，便秘与腹泻都可能会影响腹膜透析的效果，可能并发引流不畅、腹膜炎、腹壁渗漏或疝气等。

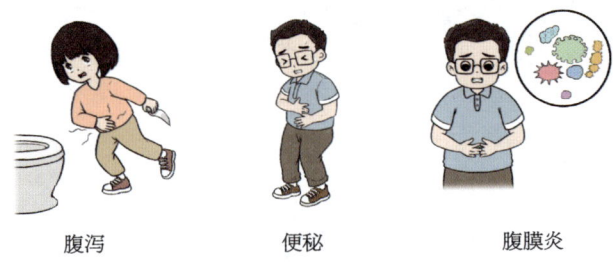

▲ 便秘与腹泻对腹膜透析影响

- **便秘**　在腹膜透析患者中，便秘的发生率较高。①原因：可能与饮食不当、活动量减少以及透析过程中水分流失导致的肠内容物干燥有关。②危害：便秘时肠道内细菌可能透过肠壁进入腹腔，导致腹膜炎。粪块、胀气的肠管可能造成腹膜透析导管扭曲、移位，从而引流不畅。当便秘时如果用力排便会使腹内压增高，可能会诱发腹壁渗漏和疝气。③预防和治疗：患者应保持合理的饮食结构，增加膳食纤维的摄入，如水果、蔬菜和全麦类食物。同时，适当运动，促进肠道蠕动。如果便秘症状持续，可在医生指导下使用通便药物、灌肠治疗或服用益生菌。

- **腹泻**　腹泻在腹膜透析患者中同样常见。①原因：可能与饮食不洁、胃肠炎、药物副作用有关。②危害：腹泻时肠道内细菌可能透过肠壁进入腹腔，导致腹膜炎，还可导致患者脱水、电解质失衡，损伤残余肾功能。此外，腹泻还可能引发腹痛和肌肉痉挛等症状。③预防和治疗：患者应保持饮食卫生，避免食用不洁或刺激性强的食物。同时，注意补充水分和电解质。如果腹泻症状持续或加重，应及时就医，针对病因进行治疗。

90. 腹膜透析患者如何科学运动？

腹膜透析患者适当运动可以提高心肺耐力，防止肌肉萎缩，延缓身体机能衰退，降低心血管疾病的风险，提高透析质量，提升生活幸福感。大部分腹膜透析患者对运动持积极态度，怎样选择适合自己、科学可行及安全有效的运动尤为重要。

- **运动前评估**　首先请专业医护人员根据基本病情、生理功能、活动能力进行运动前的评估，并制订个性化运动训练方案。运动时必须在没有发热、高血压或低血压、心肺疾病、严重水肿、血栓等临床症状的情况下进行，确保运动的安全。规律运动者每4~6个月再评估，调整或维持个性化运动训练方案。

- **运动强度**　推荐腹膜透析患者进行低等或中等运动强度，不适合高强度运动。一般身体功能较弱的患者从低强度运动开始，循序渐进。运动后出现胸闷、气短、头晕、恶心、心律不齐、腿抽筋、肌肉疼痛、过度疲劳的感觉时可能运动强度过强，这时应该减少或停止运动。

- **运动形式**　推荐有氧运动、抗阻（力量）运动和灵活性训练。①有氧运动：包括跑步、步行、骑车等；②抗阻运动：包括沙袋、拉伸弹力带、拮抗自身重力等，但不包括举重；③灵活性训练：包括体操、瑜伽、太极拳、八段锦等。

- **运动时间频率**　从低到高，每周2~5次，每次30~60分钟（包括热身运动和放松训练时间）为宜。

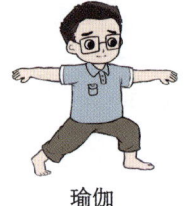
骑车

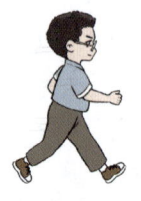
慢跑

瑜伽

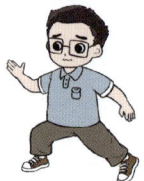
太极拳

▲ 合理运动

对于不影响腹内压的体育和日常活动如散步、慢跑等，不需要在运动前排出腹膜透析液，除非腹胀导致不适。如果进行可能增加腹压的运动，如蹲起等，建议排空腹腔后运动。同时建议将有氧运动和抗阻力运动结合起来，而不是只做某一种类型的锻炼。但不建议在同一天进行有氧运动和抗阻运动，因为组织、肌肉的修复与再生需要时间。对于运动基础功能较差的患者，运动可以分 2～3 次进行，从而达到运动的目标时间。

91. 腹膜透析患者可以游泳吗？

游泳有助于全身的血液循环，提高心肺功能，可以使全身骨骼处于积极活动状态。由于游泳的环境、水质、导管护理及生活方式的不同，国内外专家给出了不同的建议。考虑到可能增加腹膜透析导管相关感染甚至腹膜炎的风险,国内肾病专家一般不建议腹膜透析患者游泳。而2021年国际腹膜透析协会(ISPD)的运动指南中建议腹膜透析患者可以游泳,但是注意以下几点。

• **运动前评估是否耐受** 游泳属于中等强度运动,如腹膜透析患者有一定运动基础、能够耐受可以考虑。但同时要求没有合并症,如癫痫、高血压、心脏病、皮肤病、眼结膜炎等。

• **游泳场地有要求** 需要在干净的泳池中进行,避免雨后在开放水域游泳,减少水中病原体导致感染的风险。

• **做好充足的运动前准备工作** 游泳前尽量排空腹膜透析液,避免运动时增加腹腔压力造成腹部不适。运动前半小时到一小时要适量饮食,禁止空腹游泳发生头晕乏力、胃痉挛或低血糖等现象。

• **游泳时间** 建议30～40分钟。

• **做好腹膜透析导管护理** 在进行游泳前要综合评估腹膜透析管路无异常,腹膜透析导管出口处皮肤表面没有红、肿、热、痛等感染症状。腹膜透析患者在游泳及洗澡前,应使用防水透明敷料或者结肠造瘘袋固定和保护导管以及出口部位,游泳后需要立即进行出口护理。如在游泳时发生导管沾水应立即停止游泳进行出口处护理。

听专家说

　　腹膜透析作为有效的肾脏替代治疗方式,需长期进行。由于摄入不足、蛋白质分解代谢增加以及腹膜透析液中的蛋白质流失,营养不良在腹膜透析患者中很常见。通过科学合理的饮食管理,可以保持体内蛋白质代谢平衡,避免营养不良,增强机体免疫力,减少腹膜炎的发生。同时,这也有助于改善透析质量。腹膜透析患者还应该积极

听专家说

参加运动,这有助于控制体重、避免肥胖、增强肌肉和耐力、改善心肺功能,并降低糖尿病、高血压和心血管疾病的风险。因此,腹膜透析患者应根据自身条件选择适合自己的运动,让生活更加充实和愉快。

生活管理

生活质量是腹膜透析患者健康状况和预后的重要衡量指标之一。透析质量、健康状况、医疗费用、家庭支持、心理因素及回归社会程度等各种因素,都会影响腹膜透析患者的生活质量,而生活质量的高低会直接影响并发症的发生率及治疗效果。每位患者应谨记:透析只是生活的一部分,活着不是为了透析,透析是为了更好地活着。

92. 腹膜透析治疗费用高吗?

在现代医疗技术的保障下,尿毒症已经不是"不治之症",大部分患者在透析治疗的帮助下,可以继续过积极而有意义的生活。作为需要终身治疗的尿毒症,政府出台相应补助政策,调整医保支付比例,减轻患者负担。虽然不同地区的透析费用报销比例不同,但无论直接治疗费用还是间接经济负担,腹膜透析的人均医疗费用都低于血液透析。我国血透患者的年医疗费用为 8 万~10 万元,而采用腹膜透析治疗一年可减少 12%~20% 费用。血液透析经济负担的主要影响因素为就医医院等级,腹膜透析经济负担的主要影响因素为医保类型。费用差异的主要原因为:①腹膜透析无需昂贵的血透机、水处理机,无需大量医护人员提供透析治疗,降低了大量医疗成本和人力消耗；②腹膜透析对残余肾功能保护较好，因此对促红细胞生成素、降压药、铁剂、骨化三醇等药物的依赖小；③腹膜透析患者节省了抗凝剂等相关药物费用；④血透患者每周需要往返医院3次，而腹膜透析患者每1~2月到医院随访，节省了大量交通费及餐费。但无论哪种透析方式，做好自我管理减少并发症，均有助于降低医疗费用。

93. 做腹膜透析可以活多少年？

肾友们在血肌酐升高到尿毒症阶段需要肾脏替代治疗时，往往会问："我透析能活多久？"虽然肾病专家一直在探索这个问题，但目前还没有一个确切的答案。不过，可以肯定的是，通过适当的治疗和护理，患者的生存期可以显著延长。

腹膜透析作为一种透析方式，已被证明可以为患者提供较长的生存期。腹膜透析的优势在于它允许患者在家中自行进行，具有较高的灵活性和生活质量。此外，腹膜透析对心血管系统的影响较小，有助于减少心血管并发症的风险。初步统计显示，对于心肺功能良好的腹膜透析患者，他们的透析时间可以达到20年以上。这一充满希望的数据为尿毒症患者带来了鼓舞，表明即使在进行透析治疗的情况下，他们仍然可以享受充实且充满活力的生命和丰富多彩的生活。然而，患者的年龄、基础疾病和并发症等因素也会影响透析的生存期，例如，老年患者或有糖尿病、心脏病等合并症的患者，可能会面临更多的健康挑战，如感染和心脑血管并发症，这些因素可能会缩短他们的预期寿命。

尽管如此，尿毒症患者在开始腹膜透析治疗后，仍然可以拥有充实和有意义的生活。关键在于在医生的指导下，选择最适合自己的腹膜透析治疗方案。通过精心的管理和治疗，可以有效地减少并发症的发生,从而提高生存率。

总之,尿毒症患者在透析治疗中的生存期虽然受到多种因素的影响,但通过积极的治疗和良好的自我管理,完全有可能实现长期生存。腹膜透析作为一种有效的肾脏替代治疗方式,可以为患者提供更长的"生命旅程"和更好的生活质量。

94. 腹膜透析患者可以工作或上学吗?

患者在接受腹膜透析治疗后,只要身体状况允许,仍然可以从事轻、中等强度的劳动或工作。因为腹膜透析并不会对患者的劳动能力产生太大的影响,除了要留出腹膜透析换液的时间以外,其余时间都可以正常工作或学习。

然而,对于一些重体力劳动或需要高度集中精力的职业,如驾驶员、高空作业等,腹膜透析患者可能需要调整工作。此外,如果患者身体状况较差,存在严重贫血、营养不良、疲劳等症状,需要适当调整工作或学习强度,避免过度劳累。

在我国,大部分学龄儿童、青少年选择腹膜透析(尤其是自动化腹膜透析)治疗后可以正常上学。但是,学生需要注意调整好自己的作息时间,避免过度疲劳,同时也要注意保护好自己的导管和腹部伤口,防止感染和并发症的发生。如果学生存在身体不适或学业压力较大等情况,可以及时向医生和学校寻求帮助和建议。

总之,腹膜透析后患者仍然可以从事轻、中度强度的劳动或工作以及继续上学,但需要根据自己的身体状况和职业特点进行适当的调整。同时,患者也需要保持积极的心态和良好的生活习惯,以便更好地适应腹膜透析治疗。

95. 腹膜透析对性生活、生育有影响吗？

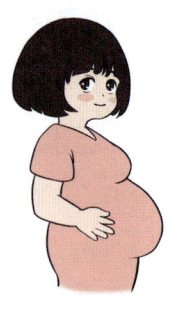
▲ 腹膜透析充分者可受孕

尿毒症患者普遍存在性欲减退、性需求减小、性生活频率下降等问题。合理的性生活并不会加重肾功能损害，但腹膜透析患者需要注意：①在空腹状态下进行性生活；②妥善固定好腹膜透析管；③积极纠正贫血、低蛋白血症等可缓解患者疲劳感；④避免负面情绪带来的性欲减退。腹膜透析患者要积极看待自己外形的改变，如腹部外露的腹膜透析管或腹部膨隆，或代谢毒素蓄积导致的皮肤变黑等。

尿毒症患者本身可能出现生育能力下降问题，包括精子数量和质量下降、月经紊乱等。对于适龄婚育的腹膜透析男性患者，只要充分透析，是有可能养育出健康的孩子的。而对于女性腹膜透析患者而言，充分透析情况下有可能受孕。但怀孕过程中患者的全身脏器都会受到重大考验，而且胎儿的发育、代谢的增加可能导致透析不充分，且随着孕期腹腔内压力逐渐增大，对妊娠有不良的影响。因此，如果女性腹膜透析患者怀孕，需要和肾科、妇产科、儿科等多学科专家充分沟通、全面评估、共同决策，如果明确可以生育，在妊娠后期建议改为血液透析。

96. 腹膜透析患者可以旅游吗？

腹膜透析最大的优点是"自由"，可以居家透析，能够更好回归社会生活,也就是说对生活影响相对小。那么腹膜透析患者是否可以来场"说走就走的旅行"呢?答案是肯定的。

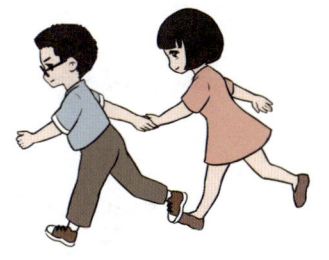
▲ 腹膜透析者可旅行

相比血液透析患者,腹膜透析患者的生活更自由,不像血液透析患者需要固定时间、固定地点,每周至少2~3次往返于医院,依赖于血液透析机由医护人员提供透析治疗。而腹膜透析受医护人员及医疗资源的限制相对较小,患者自行开展透析治疗,在病情稳定的时候是可以安排旅游的。

有人觉得腹膜透析要天天在家做,哪也去不了。其实,虽然腹膜透析需要每天治疗3~5次,但只要把透析安排好,腹膜透析用物提前准备好就可以顺利出行。

家住上海的王阿姨,腹膜透析已十多年了,每年她都会安排长途或短途旅游。在出发前,她会去医院做一次全面的检查和评估,确保身体各项指标都比较稳定,备足各种口服药物、腹膜透析用物及腹膜透析液等。然后就是确定好旅游目的地,预定好卫生条件良好的酒店,提前通过物流将透析液、加热袋、便携式紫外线灯等腹膜透析用物送达酒店。如果是自驾游,会把用物放在后备箱。接下来就像在家一样开始规律透析,在透析间隙,就可以去当地享受美食和美景了。

旅游需要注意:①提前准备,包括身体准备、用物准备及行程准备;②规律透析,提前安排好旅游路线和时间,切不可贪图美景而减少透析次数;③注意卫生,不仅是食品卫生、手卫生,尤其还要做好宾馆房间环境物表消毒、紫外线灯消毒。

97. 腹膜透析患者可以做肾移植吗？

血透、腹膜透析、肾移植这三种肾脏替代治疗可以相互转换，腹膜透析患者只要充分准备且有合适的肾源是可以做肾移植的。能够进行肾脏移植手术对腹膜透析患者来说是一件幸运的事情，因为移植后的生活质量会明显提高。但以下患者相对不适合做肾移植。

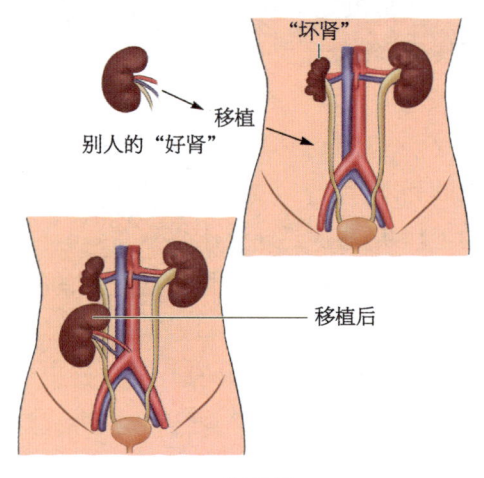

▲ 肾移植

- **身体状况不佳** 如果患者整体身体状况较差，如年龄过大、存在严重的心血管疾病、肺部疾病等，可能无法承受肾移植手术的风险。
- **营养状况不良** 患者如果存在严重贫血、营养不良等问题，会影响手术效果和术后恢复。
- **心理因素** 心理状态不稳定、对手术存在恐惧或焦虑等负面情绪也可能影响手术效果和术后恢复。
- **其他疾病** 如活动性感染、恶性肿瘤或某些可能复发的肾脏疾病时可能不适合进行肾移植手术，需要请移植科医生提前排查。

98. 肾移植后生活质量会改善吗？

肾移植是唯一可以完全替代肾脏全部功能的肾脏替代治疗方式。肾移植成功后，几乎可以恢复到正常生活，生活质量明显高于血液透析患者和腹膜透析患者。主要改善如下。

• **恢复正常生活** 肾移植后患者的肾功能恢复，不再需要持续进行透析治疗，可以减轻患者的身体负担，减少透析带来的不适和不便。患者可以恢复正常的工作和生活，不再需要因为透析而频繁去医院，从而有更多的时间和精力投入到生活、工作和家庭中。

• **治愈或改善并发症** 肾移植能够同时恢复肾脏的内分泌等功能，因此成功的移植患者肾性贫血、继发性甲状旁腺功能亢进症等并发症都能够痊愈。移植后患者食欲和营养吸收都会有所改善，会逐渐纠正营养不良等状况。

虽然现代医学已经取得了很大的进展，但肾移植手术后仍然存在一定的风险和并发症，如感染、排斥反应等。肾移植患者需要终身服用免疫抑制剂，防止移植的肾脏被排斥。如果原发病复发或移植肾排异等，患者还有可能再次发生肾功能衰竭。因此，患者需在肾移植手术前，与医生进行充分的沟通和咨询，了解自己的病情和治疗方法，做出最适合自己的决定。

99. 腹膜透析患者如何进行心理调适？

因常年接受透析治疗，疾病和并发症会给患者带来很多心理问题,包括焦虑、抑郁、恐惧和孤独等。以下是一些可以帮助腹膜透析患者减轻心理焦虑和压力的建议。

- **接受现实并积极面对** 当患者被诊断为尿毒症,大多数患者都没有医学背景,对疾病的无知会带来恐惧、焦虑。此时要积极面对疾病,与医护人员沟通,了解相关知识,选择适合自己的透析方式。

- **寻求家人和朋友支持** 腹膜透析患者并不是孤军奋战,有来自家人、朋友以及医护人员的支持和关爱。与家人和朋友保持联系,分享自己的感受和经历,可以减轻孤独感和压力。同时,患者多与医护沟通,加入病友支持群体,与其他患者交流经验和感受,互相支持和鼓励。

- **积极参加社会活动** 有的患者因为透析,失去以前从事的工作,在接受规律透析、病情稳定的情况下,争取恢复以前的工作。如果没有可能,应当积极寻找一些力所能及的工作,使自己继续对社会有所贡献,这会给患者增加生活信心,减少自卑心理。

- **寻找专业帮助** 如果腹膜透析患者的心理焦虑和压力无法得到缓解,可以寻求专业帮助,进行心理咨询和治疗等。心理医生或心理治疗师可以帮助患者了解自己的情绪问题,提供应对策略和技巧,以减轻焦虑、抑郁和恐惧等情绪。同时充分透析,将身体各项指标控制在正常范围内,减少腹膜透析相关并发症的发生,可以大大减轻心理压力。

- **坚持治疗** 腹膜透析患者应该坚持治疗,按照医嘱透析和服药,不要随意更改治疗方案。同时,患者也应该注意饮食和生活习惯的调整,以保持身体健康。

- **适当运动** 患者可以通过冥想、瑜伽等方法来放松身心,缓解焦虑和压力。也可以尝试培养一些运动爱好,如:步行、慢跑、上下楼梯、骑自行车、打太极等,分散注意力,提高生活质量。

100. 家属如何关心照护腹膜透析患者？

对于腹膜透析患者这样一个比较特殊的群体，和医疗同等重要的是心灵的安慰。家庭、亲人、朋友甚至全社会的关爱，对他们来说都是好好生存下去的动力与支撑。家属关心照护腹膜透析患者时，需要做好以下几点：

• **给予心理支持** 腹膜透析是一种长期的治疗过程，患者可能会出现焦虑、抑郁等情绪问题。家属要关注患者的情绪变化，给予他们足够的关心和支持，让他们感到温暖和安全。

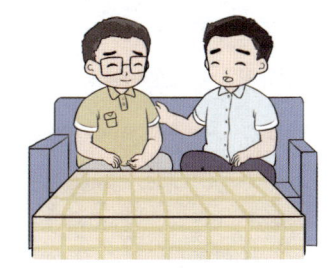

▲ 给予心理支持

• **创造良好的生活环境** 腹膜透析患者在家庭中进行透析治疗，需要一个安静、卫生、舒适的生活环境。家属要为患者创造良好的生活环境，保持室内空气清新、光线充足，让患者感到舒适和安心。

• **协助日常护理** 腹膜透析患者的日常护理非常重要，家属要帮助患者进行导管护理、测量体重、记录尿量等。同时，也要注意患者的饮食和生活习惯，帮助他们保持健康的生活方式。

• **帮助患者调整生活方式** 腹膜透析患者的身体状况对饮食、运动等方面都有一定的要求。家属要帮助患者调整生活方式，鼓励他们适当运动、保持健康的饮食习惯，增强身体素质和免疫力。腹膜透析患者需要得到充分的休息和护理，但这并不意味着不能进行任何活动。在保证充分休息的同时，适度活动和锻炼也是必要的，这有助于提高身体素质和免疫力，促进康复。

- **督促定期复查**　腹膜透析患者需要定期到医院进行复查,检查身体状况、评估治疗效果。家属要督促患者按时进行检查,同时也要关注患者的病情变化,如有异常情况及时就医。

 听专家说

　　腹膜透析是一种长期的肾脏替代治疗,患者接受治疗的同时,会改变原本的生活方式、工作及社交模式,还容易出现生理和心理的问题。因此,腹膜透析患者在透析效果稳定、身体状况允许的情况下可以适当承担家务,继续工作,尽量回归社会,适当的运动、旅行、发展业余爱好也有益于身心健康。总之,腹膜透析患者的康复之路离不开医护人员的指导,离不开社会、家庭的支持,只有在大家的共同努力下,腹膜透析患者才能更好地接受治疗,享受幸福的生活。

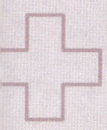
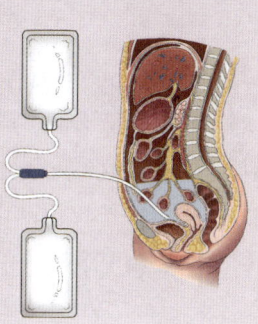

参考文献

[1] 蔡青利,蔡明玉,陈佳.居家腹膜透析患者操作环境管理的效果评价[J].护理学杂志,2019,05:15-17.

[2] 曹艳佩,邢小红,黄晓敏.实用腹膜透析护理[M].上海:复旦大学出版社,2019.

[3] 陈香美.腹膜透析标准操作规程[M].北京:人民军医出版社,2011:34-35.

[4] 成水芹,张志宏.远程监控在自动化腹膜透析患者中的应用[J].肾脏病与透析肾移植杂志,2020,29(3):275-279.

[5] 程改平,秦伟,刘婧,等.《KDOQI慢性肾脏病营养临床实践指南2020更新版》解读[J].中国全科医学,2021,24(11):1325-1332.

[6] 杜理平.有氧运动方案在腹膜透析患者中的应用研究[C].郑州大学,2019:39-44.

[7] 方艺,丁小强,沈波.肾脏护理跟我学[M].上海:复旦大学出版社,2022,6:100-102.

[8] 国家肾脏疾病临床医学研究中心.中国慢性肾脏病矿物质和骨异常诊治指南概要[J].肾脏病与透析肾移植杂志,2019,28(1):52-57.

[9] 韩庆烽.腹膜透析置管术的新进展[J].中国血液净化,2022,21(5):309-311,345.

[10] 罗纪聪,赵景宏,成琼,等.健康生命量表应用于自动化腹膜透析和持续非卧床腹膜透析患者生命质量评价的信效度研究[J].中国血液净化,2020,19(7):445-448.

[11] 孙娟,范立卓,王海玲,等.自动化腹膜透析在紧急起始腹膜透析患者中的护理[J].中国血液净化,2020,19(5):342-345.

[12] 佟阳,徐春兰,沈麒云,等.持续不卧床腹膜透析病人主要照顾者社会支持对生活质量影响的研究[J].护理研究,2018,32(15):2383-2387.

[13] 汪海燕,曹艳佩,郭志勇,等.国际腹膜透析协会腹膜透析相关指南对腹膜透析护理工作的启示[J].中国血液净化,2021,20(06):398-400.

[14] 汪海燕,席惠君.腹膜透析患者饮食管理进展[J].解放军医院管理杂志,2018,25(4):395.

[15] 徐玉林,张春秀.腹膜透析病人运动干预研究进展[J].护理研究,2020,34(24):4429-4431.

[16] 张帆,廖婧,黄柳燕,等.《腹膜透析病人的体力活动/运动》临床实践指南解读[J].护理研究,2022,36(12):2074-2077.

[17] 张燕萍,何文科.强化手卫生观念降低居家腹膜透析患者腹膜炎发生率[J].护理学杂志,2018,33(21):85-86.

[18] 中国医师协会肾脏内科医师分会,中国中西医结合学会肾脏疾病专业委员会,国家肾病专业医疗质量管理与控制中心.自动化腹膜透析中国专家共识[J].中华医学杂志,2021,101(6):388-399.

[19] 中国医师协会肾脏内科医师分会,中国中西医结合学会肾脏疾病专业委员会营养治疗指南专家协作组.中国慢性肾脏病营养治疗临床实践指南(2021版)[J].中华医学杂志,2021,101(8):539-559.

[20] 中国医师协会肾脏内科医师分会肾性贫血指南工作组.中国肾性贫血诊治临床实践指南[J].中华医学杂志,2021,101(20):1463-1502.

[21] 中国医师协会外科医师分会甲状腺外科医师委员会.慢性肾脏病继发甲状旁腺功能亢进外科临床实践中国专家共识(2021版)[J].中国实用外科杂志,2021,41(8):841-848.

[22] 周清,王君俏,麦先英,等.居家腹膜透析患儿家庭照护者腹膜透析管理知识调查与分析[J].中国护理管理,2020,20(7):1024-1028.

[23] 朱金荣,孙庆华,苏春燕.腹膜透析患者导管外口护理的研究进展[J].中国护理管理,2020,20(03):455-458.

[24] Bennett P N, Bohm C, Harasemiw O, et al. Physical activity and exercise in peritoneal dialysis: International Society for Peritoneal Dialysis and the Global Renal Exercise Network practice recommendations [J]. Perit Dial Int, 2022, 42(1):8-24.

[25] Chow K M, Li P K, Cho Y, et al. ISPD catheter-related infection recommendations: 2023 update [J]. Perit Dial Int, 2023,43(3):201-219.
[26] Li P K, Chow K M, Cho Y, et al. ISPD peritonitis guideline recommendations: 2022 update on prevention and treatment [J]. Perit Dial Int, 2022,42(2):110-153.